JN083807

ウイルスから体を守る

ハーバード大学医学部客員教授
Harvard PKD Center Collaborator, Visiting Professor
医師、医学博士
根来 秀行
NEGORO Hideyuki MD, PhD

サンマーク出版

【ウイルス】［virus］

ほかの生物の細胞に寄生し、その細胞を乗っ取ることで生き延び増殖する、ごく微小な構造体。寄生した生物にダメージを与えるものも多く存在する。

はじめに

目に見えないウイルスから体を守るには、どうしたらいいのでしょうか。

この問いにお答えしていく私は、ハーバード大学やソルボンヌ大学、日本では東京大学をはじめとした５大学で人体の精緻なしくみを遺伝子レベルから研究し、新たな生理学的メカニズムや治療法などを日々模索・啓蒙している研究者であり教育者です。そして最新の研究から得られた知見を、診察や治療に応用している医師でもあります。新型コロナウイルス感染症（ＳＡＲＳ-ＣｏＶ-２）が中国・武漢で広まった２０２０年１月ごろからは、この感染症の発症メカニズムや治療法の研究にも注力しました。

その過程で私が至った結論は「誰が感染しているかわからない環境で、感染力の強いウイルスが体に入ることを１００％防ぐのは不可能」で「一般的な対策を講じたうえで考えるべきことは、感染や重症化をどう防ぐか」です。

特効薬も安全性が証明されたワクチンもない現状で、感染・重症化予防に最も役立つのは、私たちの体に備わっている「免疫」です。病原体や毒素、異物の侵入や広がりを防ぐ免疫には、生まれつき体に備わっている「自然免疫」と、感染症に生後かかることで身につく「獲得免疫」があります。この2つの総合力が外敵より強ければ、感染や重症化を防げるということです。

しかし残念ながら現代人の多くは、この免疫の機能が低下しています。免疫には、疲労や精神的な落ち込み、睡眠不足などといった心身へのストレスが強く影響するからです。つまり、免疫と私たちの生活習慣は非常に密接に関係しているのです。

近年の研究では、特に自然免疫は医学的に正しい生活習慣を取り入れるだけで簡単にパワーアップし、さらにウイルス感染予防などにも力を発揮することが確認されています。しかも自然免疫の力が高まって体内環境が改善されると、獲得免疫もはたらきやすくなるため、免疫の総合力まで高まるのです。

生活習慣と免疫の関係が知られるにつれ、私たちのまわりには食事、運動、睡眠などの生活習慣に関わる健康情報があふれるようになりました。

ですが「発酵食品がいい」と言われて納豆やヨーグルトを食べても、「運動をしないと」と言われてスクワットをしても、「睡眠が大事」と言われて早めに寝てみても、効果はよくわからないし実感も得られないからやめてしまった、という話をよく耳にします。おそらく多くの方は健康情報が増えすぎたことで、何を信じていいのかわからなくなっているのでしょう。

こうした健康情報には、それなりに意味のあるものも多いのですが、残念ながら効果の程度や効力を発揮するまでの期間はまちまちです。また、どの情報も、真の意味を充分理解することなく取り入れていたら、免疫機能の向上どころか低下につながりかねないケースもあります。

本書では私の研究でも効果を検証した、免疫機能の総合力向上に役立つ対策を厳選し、簡単で即効性もあり信頼できるものからご紹介していきます。安心して生活に取り入れていただければ幸いです。

最初にご紹介するのは「その場で瞬時に免疫機能を回復し始める」1回たった1分でできる呼吸法です。自律神経のはたらきをリアルタイムで把握できる機器を使った実験では、この呼吸法によって平均60秒以内に副交感神経が優位になりました。

副交感神経が優位になると、まず血液中でウイルスを倒してくれるリンパ球の比率が増えます。さらに交感神経優位で収縮傾向にあった毛細血管が開放され、全身の細胞に行き渡りやすい状態に。つまりウイルスを倒す部隊が増え、その部隊の通り道が整備されることで免疫機能が高まる方向へとシフトするのです。

現代人の多くは日常的に交感神経が優位になりすぎていて、本来は自然に副交感神経優位になる夜にまで交感神経優位の状態が続きがちなので、この呼吸法はかなり有効です。日中、適宜行うことで自律神経のバランスが整い、夜に向けて自然に副交感神経が優位になるサイクルを取り戻せるようになることも確認しています。

次にご紹介するのが「ひと晩で免疫機能を高める」睡眠についてです。近年「睡眠負債」が取り沙汰されるなど、以前よりは睡眠に対する意識が高まりました。しかし睡眠時間や睡眠の質については、断片的な情報が一人歩きするケースも多いため、外来の診察では「本当のところ何がよい睡眠で、具体的に何をしたらいいかわからない」とおっしゃる方も多いのが実情です。

睡眠については質・量ともに重要ですが、どちらも多くの方がひどい状態に陥っています。だから「寝ても疲れが取れない」という現象が起きるのですが、じつは睡眠の質は、ちょっとした生活習慣の改善をするだけでホルモン分泌や自律神経のバランスが整い、高まっていくものなのです。

本書では、睡眠中のホルモン分泌に多大な影響を与える睡眠環境の工夫だけでなく、自律神経を整え毛細血管の血流を改善する、寝たままできる呼吸法もご紹介するので、ぜひお試しください。

睡眠の質が上がると副交感神経優位の状態が続くため、リンパ球のはたらきが活性化します。さらにメラトニンや成長ホルモンなど、全身の細胞や血管を修復しつつ、体に害をなす活性酸素を掃除してくれるホルモンの分泌も正しく行われ、睡眠中に最高のかたちで活用されるようになります。これらの総合力で免疫機能は高まり、ウイルス感染や重症化は遠ざかるのです。さらに高い効果を得たい方は、ほかにも睡眠の質を高めるコツを紹介したので、できる範囲で取り入れることをおすすめいたします。

こうした考え方は、私の研究室でも効果を検証したものばかりです。それらを踏まえ、私自身が診察した多くの患者さんに実践いただき明確な効果を確認してきたので、絶対の自信を持っておすすめできます。

くわしくは本編に譲りますが、最近の例ではウイルス性腸炎やインフルエンザなどに罹患しがちで免疫力の低下が考えられたトップアスリートに、この2つを中心とした生活習慣の改善に取り組んでもらったところ、月を追うごとに体調が改善し、最終的には最高の舞台で勝利をつかみ取りました。

もちろんアスリートだけでなく、ビジネスや家事に勤しむ方々、糖尿病や高血圧、心血管疾患、呼吸器疾患などの、いわゆる「基礎疾患」を抱えた方々にも素晴らしい効果をもたらしてきたものです。

ほかにも食事や運動のように、時間はかかるものの確実に免疫機能のベースを高める方法はあります。その中でも、医学的に正しく効果も期待できるものを選りすぐって最後の章に収録しました。全部を実践できなくても、呼吸法と良質な睡眠を取るための工夫を継続しながら、できることを一つずつ取り入れていただければ、免疫機能の向上を強力にサポートしてくれるでしょう。

もちろん新型コロナウイルス（ＣＯＶＩＤ-19）以外のウイルスや細菌の

感染症予防にも、本書の対策は有効です。

自律神経や毛細血管などの状態を改善することで自然免疫の力を高め、獲得免疫のはたらきやすい環境を整え、免疫の総合力を高めることは、感染や感染後の症状悪化を防ぐうえでも非常に重要な役割を果たすからです。

本書があなたの体を守り、あなたの大切な人を守る一助となることを心より願っております。

contents

ウイルスから体を守る　目次

chapter 1

ウイルスは体内で何をするのか

2

自律神経疲労が感染リスクを高めていた

contents
ウイルスから体を守る　目次

chapter 3

ウイルスから体を守る力がすぐに回復し始める
―横隔膜をゆるめる呼吸法とは―

横隔膜を動かせば自律神経をコントロールできる

自律神経疲労を一気に回復させ免疫機能を高める秘策

chapter 5

ウイルスから体を守る力のベースを高める

いかに体内環境を整えるかが免疫機能向上のカギを握る

細胞呼吸次第で人は病に強くも弱くもなる

編集・執筆協力　矢作美和、大坪美輝（バブーン株式会社）
デザイン・図解　野口佳大
イラスト　内山弘隆
校　正　株式会社ぷれす
編　集　小元慎吾（サンマーク出版）

ス

を防げないのか

prologue

なぜ人はウイルス感染するのか

ウイルス感染を100％防ぐことなどできない

――誰もが実践できる感染リスクを下げる方法とは

ウイルスに感染すると最悪の場合、命を奪われることもあります。そこまで至らなくても、重症化して肺や脳、心臓などに障害が残ったり、軽症でも後遺症に苦しんだりするリスクがあるなら、まずは感染予防のためにできることを習慣化すべきです。私は、診察中および診察の前後に以下を実践しています。

手洗い

感染者の体液には、大量のウイルスが含まれている可能性があります。彼らが鼻をかんだり、せきやくしゃみのときに手で口を押さえたりしたらウイルスを含む鼻水や唾液が手につき、その手でドアノブやつり革、手すりなどを掴んだらウイルスが付着するはずです。それらに手でふれれば手にウイルスがつき、その手で顔に触れれば目や口などから体内に侵入するリスクが高まります。だから、こまめに水で洗い流すべきなのです。ただし、サッと流すだけでウイルスが落ちるとはかぎりません。30秒以上かけて入念に洗いましょう。そして使い捨てのペーパータオルで拭くことをおすすめします。これは、備えつけの布タオルにウイルスや雑菌がついていたら洗った意味がなくなるからです。

ちなみに水で洗っても湯で洗っても、得られる効果は変わりません。

新型コロナウイルスのように、エンベロープという脂質の膜に覆われたウイルスの場合、アルコールや石けんなどで膜を溶かして感染力を失わせることも可能です。

新型コロナウイルスの構造

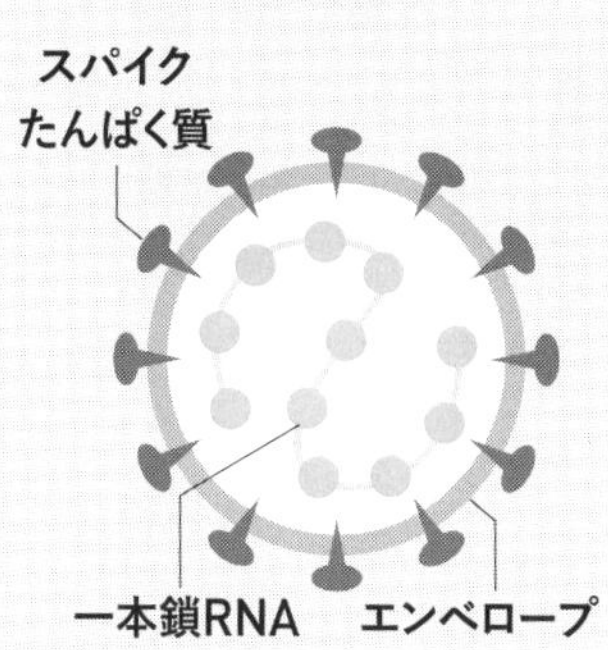

ウイルスはDNAかRNAのどちらかを含んでおり、両者に一本鎖と二本鎖のタイプがある。新型コロナウイルスは一本鎖のRNAウイルス

うがい

鼻や口から入ったウイルスは、口からのどにかけての粘膜につくことがあります。**粘膜が乾いたり弱ったりしていると感染リスクが高まるため、うがいは頻繁に行わないと意味がありません。**私は患者さんをひとり診察するごとに、口の中で水をグチュグチュさせて洗浄する「口うがい」をしてから3回ほど、のどで水をゴロゴロさせる「のどうがい」をします。人の多い場所を移動するごと、人と会うごとに、すぐ行うのが理想です。

マスク

さまざまな見解はあるものの、感染していない人がマスクを着用することにも一定の効果が考えられます。ガーゼや布、ウレタンのみのマスクでウイルスを捕捉するのは難しいですが、不織布を使ったマスクを正しくつければ、感染者の飛沫が鼻や口から入るリスクを下げられるからです。さらに、無意識に鼻や口を触ることでの不用意な接触感染を防ぐ効果、鼻の奥からのどの粘膜までが乾燥しバリア機能が弱るのを防ぐ効果も得られます。ただ、マスクの表面で最大1週間生き残るウイルスもあるので、使用中や使用後の取り扱いには注意が必要です。

感染予防効果が高いのは手洗い、うがい、マスクの順です。この3つをきちんと行えば、少なくとも不用意な感染のリスクは低減できます。ただし100%防げるわけではありません。**ていねいに手洗いをしても爪のあいだや指の股（また）、手首など、洗いにくい部分にウイルスが残ることはあります**。うがいも実際はそう何度もできるものでもなく、そもそも粘膜が弱っていたり粘液に含まれる殺菌性化学物質が減少していたりしたら、簡単に感染してしまうでしょう。そして市販のマスクの多くは、まわりにすき間ができます。

私の感覚では、空気感染を防ぐための**医療用N95マスクを長時間つけ続けると息苦しいのですが、市販のマスクの多くはそうなりません。これは、まわりから空気が入っているからです**。とするとウイルスを含んだ微細な飛沫が漂っているような場所では、マスクをしていても感染するリスクは否定できません。

また、マスクでは覆えない部分から感染することもありえます。感染力の強いウイルスの場合、目からの感染にも注意が必要です。

衣服や持ち物、毛髪などにもウイルスはつくからこそ、感染した患者さんに接する医療スタッフは防護服で全身を覆います。手洗い、うがい、マスクだけでウイルスとの接触を100％防ぐのは不可能でしょう。

予防接種をしてもウイルスに感染する理由

体に入ったウイルスを、すぐ倒せるように準備しておく方法もあります。はしかや風疹にかかると二度とかからないのは、体内の免疫細胞が病原体を倒す武器（抗体）のつくり方を学習し、迅速に攻撃できるようになったからです。

この体のしくみを利用したのがワクチンです。ワクチンは、病原体（抗原）の毒性を弱めたり失わせたりした人工製剤で、ワクチンを体に入れると、免疫細胞が、その病原体専用の武器（抗体）のつくり方を覚えて感染に対抗する力（免疫）がつきます。ただし感染を避けたい病原体がウイルスの場合、細胞膜という共通の構造がないぶん汎用的なアプローチが難しい。しかも遺伝子の変異もあるため、ワクチン製造自体が困難になるケースは多々あります。

たとえばインフルエンザウイルスだけでも「型」は数種類あり、予防接種をした型以外には効力がありません。実際「ワクチンを打っていてもインフルエンザに感染した」という話を耳にした方は、多いのではないでしょうか。

そもそもワクチンのないウイルスは、たくさんあります。一般的な風邪や胃腸炎などはウイルスを倒すための抗体ができにくく、しかもほとんどが軽症ですみ自然に治るため、開発する意味があまりないからです。

「侵入を防げなかったウイルスは、薬でやっつければいい」

こんな意見もあるでしょう。たしかに、薬で撃退できれば問題は解決します。しかし現実には、ウイルスそのものにダメージを与える薬が存在しないケースのほうが圧倒的に多数です。

風邪を引いて病院に行くと薬を処方されることがありますが、これは風邪の原因ウイルスを攻撃するためのものではありません。ウイルスと免疫細胞の戦いで生じる「症状」を緩和する薬です。

なぜ薬が開発されないウイルスがあるのか

高熱が出れば解熱剤を、せきがひどければせき止めを、お腹の調子が悪ければ胃腸薬を処方されますが、これらは、あくまでつらい症状をやわらげるためのもの。根本原因であるウイルスに効く**抗ウイルス薬があるのは、インフルエンザやヘルペスなど、ごく一部**です。風邪の原因となるライノウイルスや、胃腸炎を起こすノロウイルスにはありません。というのもウイルスの種類と型は膨大なので、重い症状を起こさないものにまで莫大なコストと期間を費やして薬をつくるのは現実的ではないからです。また抗ウイルス薬は一つひとつのウイルスの特性に合わせてつくるため、新種のウイルスに効く薬の開発には一定の期間が必要です。そして開発後も、何段階もの治験を行って慎重に有効性や副作用の確認を行います。

このような通常の手順を踏むと、実用化までに早くて1年前後もの時間がかかるため、新型コロナウイルスのように全世界で急を要する感染症の場合、既存の薬でウイルスを倒せないか、重症化を防げないかが模索されるのです。

私の研究室でも薬の模索を行い、新型コロナウイルスの増殖と重症化の抑制に効果が期待される成分を発見しました。さらに、それを含み安全性も確認された薬の特定もしています。その薬を中等度～重症の患者さんの同意のもと投与したところ、前者は数日で症状が軽快し、後者は人工呼吸器が外れるところまで回復した例が散見されました。まだ症例数が少ないため検証は継続しますが、基礎研究、臨床研究ともに順調に次のステップへと進んでいます。

それから、これはよくある勘違いなのですが、ウイルスに抗生物質は効きません。抗生物質は「細菌」を倒す薬です。細菌の持つ細胞自体に作用するものなので、ウイルスの遺伝子にはたらきかけて増殖を抑える抗ウイルス薬とは作用のメカニズムが異なります。

細胞を持たないウイルスに、抗生物質は100％無意味。むしろ体に有益な細菌まで死滅させて免疫機能が低下するリスクがあるくらいです。

ただ、抗生物質がウイルスにも効くと勘違いされがちな責任は医師にもあります。日本ではいまだに、まったく効

効かない抗生物質がこんなに処方されている

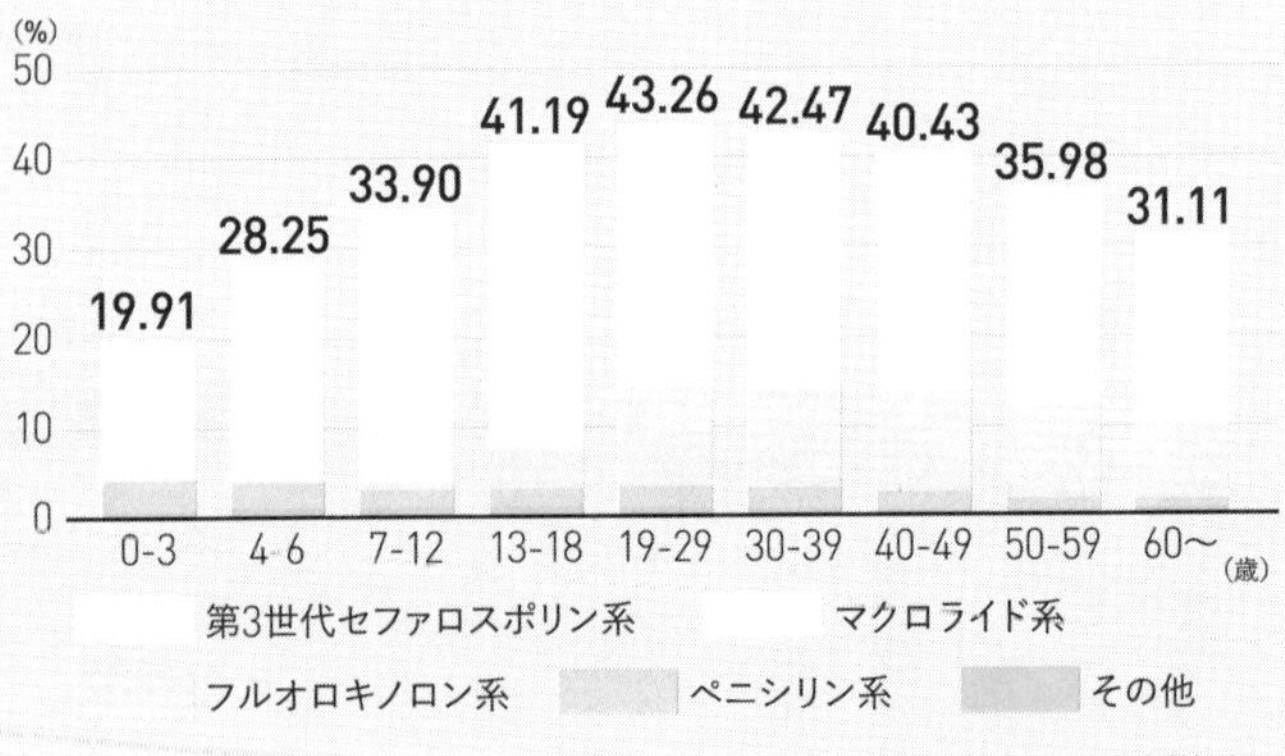

2019 Kimura et al「日本における非細菌性急性気道感染症に対する不適切な抗生物質処方の縦断的傾向とそれに関連する要因：遡及的クレームデータベース調査、2012−2017年」図1を改変

かないにもかかわらず一般的な風邪にも抗生物質を処方する医師が少なくないからです。**国内の外来診療で処方された抗生物質の約6割が、本来は不要だったとする調査もあります**。

ウイルス感染の結果、免疫機能が下がって細菌にまで感染してしまった場合に抗生物質が用いられることがないわけではありません。ただ、これはウイルスではなく細菌に対して使っているだけです。**むしろウイルス感染症に使いすぎると、抗生物質が効かなくなる「薬剤耐性菌」発生のリスクも生じてしまいます。**特に中国など乱用が指摘される国では、非常に深刻な問題になりました。

細菌の話が出たので、ここでウイルスと細菌の違いについて確認しておきましょう。感染症には、おもにウイルス性のものと細菌が原因のもの、真菌（カビ）が原因のものがあります。インフルエンザやはしかはウイルス性の感染症、結核や一部の膀胱炎は細菌性、カンジダや水虫を呼ぶ白癬（はくせん）は真菌症です。「どれも病気の原因になる外敵でしょ？」と思われたかもしれませんが、一概にそうとは言いきれません。

そもそもこの3つは構造からして、まったくの別物です。

細菌は一つの細胞でできた「生物」で、自力で増殖できます。私たちの皮膚や腸には数多くの細菌が棲みついていますが、大腸菌や黄色ブドウ球菌などのように病気を引き起こすものばかりではありません。体を守ってくれるものもあります。

真菌は生物で、カビやキノコ類、酵母もその仲間です。前述のように、病原体となる真菌にはカンジダや白癬菌などがあります。

そして**ウイルスは、細菌や真菌と違い自分の細胞を持っていません。だから人間や動物の細胞に入り込まないと、増殖どころか生き残ることもできないのです。**そして細菌の10分の1〜100分の1の大きさしかありません。病原体となるウイルスには、インフルエンザウイルスやノロウイルスなどがあります。

この極めて小さな構造体であるウイルスは、どのように体に侵入し、何をするのでしょうか。

ウイルスはここまで小さい

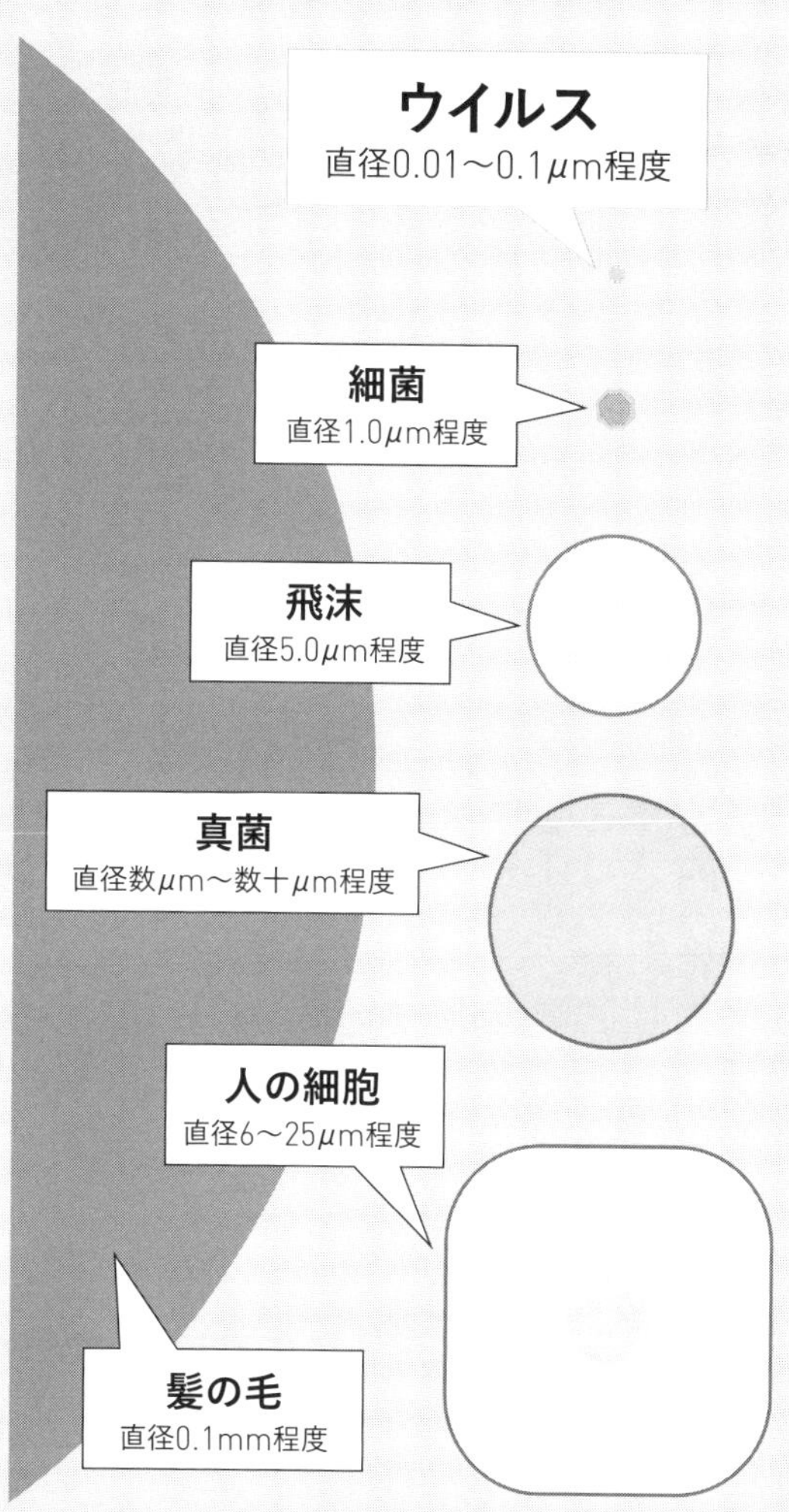

ウイルスは、どうやって体に忍び込むのか

——接触感染、飛沫感染、空気感染のしくみ

ではウイルスは一般的に、どうやって体に侵入するのでしょうか。感染力の強さにより、次の3つの経路が考えられます。

①接触感染…感染者との直接的な接触や感染者が出した体液からの感染
②飛沫感染…感染者のせきやくしゃみの飛沫を吸い込むことによる感染
③空気感染…空気中を漂う飛沫核を吸い込むことによる感染

接触感染は、感染源に触れることで起こります。握手やハグなど、感染者と

の直接的な接触や、感染者が手すりやドアノブ、便座などにふれることで病原体が手に付着し、その手で口や鼻、目を触ることで体内に取り込んでしまう感染のことです。

たとえば電車で、ウイルスがついた吊り革を握っただけでは皮膚のバリア機能に阻まれウイルスは体内に侵入できません。しかしウイルスがついた指で目のまわりをこすったり口に触ったりしたら、目や口、のどから体内に入るおそれが。ですから多くの人が触るドアノブや電気のスイッチ、外出先でよく取り出すスマートフォンには注意が必要です。新型コロナウイルスの場合、**銅の表面で最大4時間、ダンボールの表面で1日、フラットなプラスチックや金属の表面で3日ほど生き残ることがわかっています。この時間の差は、ウイルスの脂質でくるまれた形状を維持しやすいかどうかが関係しているようです。**

飛沫感染は、感染者がせきやくしゃみをしたときに、のどの奥から出る細かいしぶき（＝飛沫）に含まれるウイルスを吸い込むことで起こります。せきやくしゃみは、体の中に侵入した異物を外に出すために起こる、いわば防衛反応です。そのため感染者の飛沫には、数百万とも言われるウイルスが含まれています。だから目や鼻、口に飛沫が入ると感染リスクが大きく高まるわけです。

特に新型コロナウイルスは感染者の唾液中にも確認されているため、会話などで知らぬ間に口から飛ぶ唾液にも注意が必要です。

大きな飛沫は2メートルで落下する

飛沫は水分の重みですぐに落下し始めるため、飛び散る範囲は半径2メートル程度と言われています。周囲にせきやくしゃみをした人がいても、2メートル以上離れていれば飛沫感染のリスクは低減しているはずです。

厚生労働省の指針にも「飛沫感染を防ぐには他者との2メートル以内の接近

を避けるように」とあります。この距離（フィジカル・ディスタンス）は、飛沫感染のリスクを下げるうえで重要な目安と考えてください。

また「感染者がマスクをすることでウイルスが飛び散る範囲を狭められる」と言われるのは、せきやくしゃみだけでなく唾液にもウイルスが含まれる場合があるからです。**誰が感染しているかわからない状況では、自分も感染している前提で行動し、飛沫や唾液を飛ばさないよう心がけましょう。**

飛沫感染より広範囲に感染リスクが及ぶのが空気感染で、代表的なものとしてはしかや結核があります。空気感染も、飛沫や唾液に含まれるウイルスに感染するという点では飛沫感染と同じです。

ではどこが違うかというと、空気感染は飛沫の水分が蒸発して残った微細な「飛沫核」が関係しています。飛沫核は非常に軽いため空気中を漂い、しかも遠くまで飛んでいけるので、たとえ2メートル以上離れていたとしても感染のリスクがあるのです。

新型コロナウイルスの場合、ウイルスが感染力を保ったまま3時間程度、空気中を漂うという報告もありました。この空気中に漂う状態を「エアロゾル」と呼び、新型コロナウイルスでは飛沫感染と空気感染のあいだのエアロゾル感染が疑われています。

ウイルスの感染経路は、さまざまです。

接触感染しかしないものもあれば、飛沫感染や空気感染するものもあります。ウイルスから体を守るには、脅威となるウイルスの特徴を知ったうえで感染者との距離を保ち、こまめに手を洗い、人の多い場所ではマスクをつけるなどして感染リスクを少しでも減らすべきです。

ただ、どんな対策をしたとしても、どこに感染者がいるかわからない状況でウイルスとの接触を100％防ぐのは不可能でしょう。

感染はこうして起こる

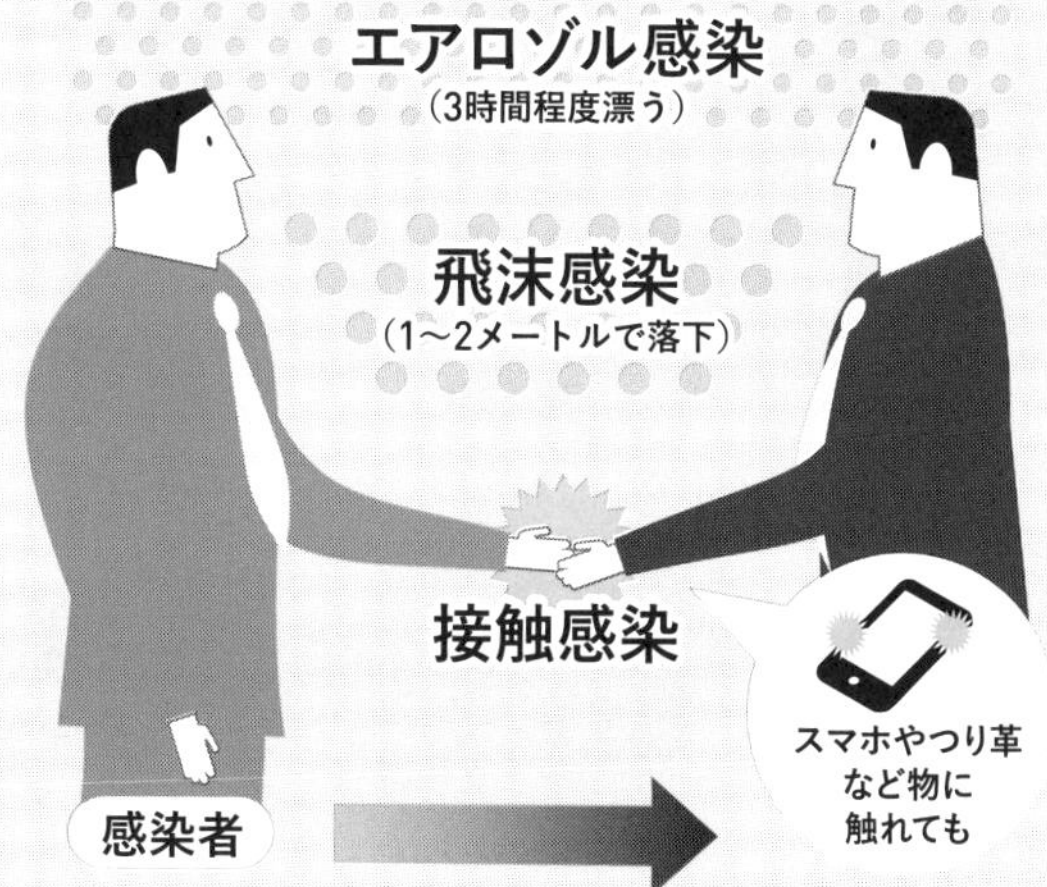

空気感染　飛沫核（直径5μm未満）を吸い込むことで病原体が侵入する。飛沫核は長時間空気中を漂い、しかも2メートル以上先でも浮遊し続ける

エアロゾル感染　霧のように細かい粒子（エアロゾル）を吸い込むことで病原体が侵入する。エアロゾルは3時間ほど空気中を漂うとの報告がある

飛沫感染　せきやくしゃみで飛び散った飛沫（直径5μm以上）が目や口などの粘膜に付着し、そこからウイルスが侵入する

接触感染　粘膜や皮膚が直接病原体と接触したり、ウイルスが付着した物にふれた手で目や口のまわりなどにふれたりすることで侵入する

ウイルスは、こうして細胞に取りつく

――「ウイルス感染」が起きるしくみとは

感染経路は複数あるものの、体のほとんどの部分はウイルスや細菌などの外敵を物理的に遮断する高性能なバリア、皮膚で覆われています。皮膚は何層にもなっており、毛細血管のある真皮層を皮脂膜や角質層という壁が覆うことで、外敵の侵入を防いでいるのです。

となると**日常生活で気をつけるべきは、ごくわずかしかない体内に通じる部分、つまり目・鼻・口くらいしかありません**。この、体の総面積から考えると、ごくわずかと言える数十ミリ程度の部分からウイルスは体内に入り、その奥にある粘膜を介して細胞内に侵入を始めます。

ウイルスは粘膜から入り込む

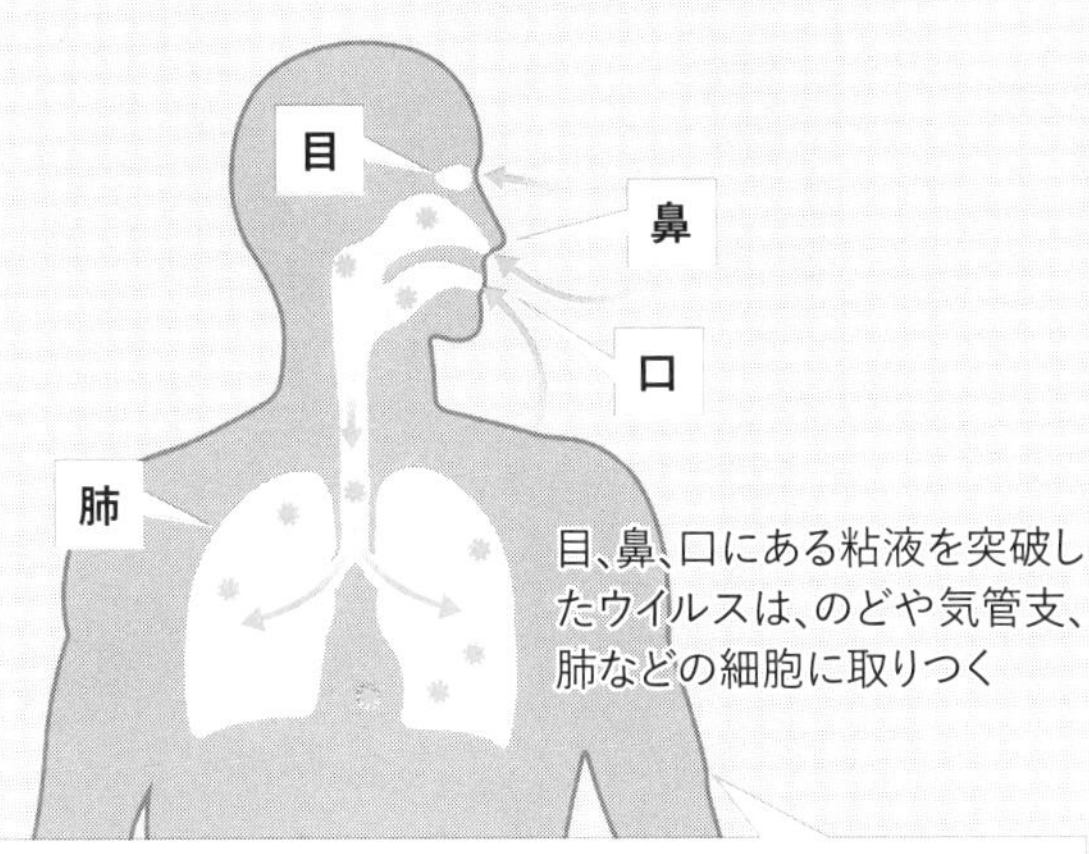

皮膚がバリアとなり侵入を防ぐ

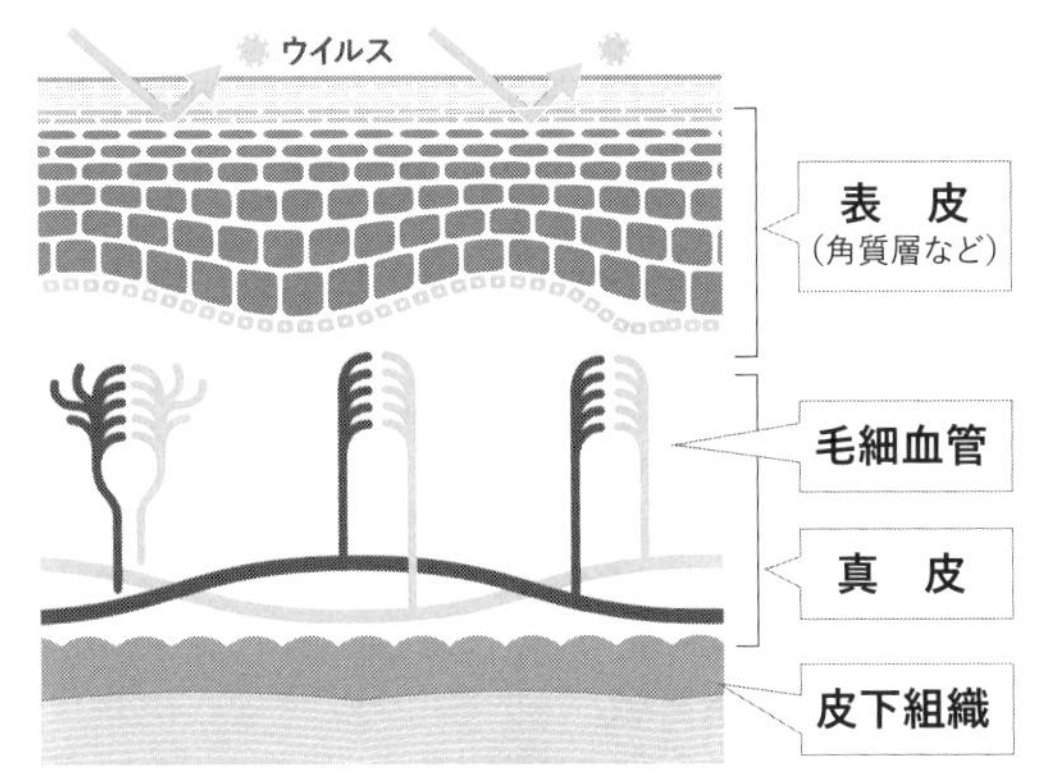

全身のほとんどを覆う皮膚には表皮というバリアがある。わずか0.2ミリの厚みだが、これがあることでウイルスは真皮の細胞や毛細血管にたどり着けない

皮膚とは違い、粘膜の表面はつねに湿っています。これは、すぐ近くに張り巡らされた毛細血管から絶えず水分が補給されているからです。この環境は、じつはウイルスが増殖するうえで好都合でもあります。

ウイルスは粘膜から体内へと入り込む

粘膜に付着したウイルスは、粘液に含まれるリゾチームなどの殺菌性化学物質に行く手を阻まれます。そのバリアを突破すると、毛細血管に入り込むことで血流に乗って体内を自由に移動するように。そして自らを取り込み、生き延びさせてくれる細胞と出合う確率を高めます。毛細血管は、細胞が生きるために必要な酸素や栄養素を体のすみずみまで届け、老廃物や二酸化炭素を回収する線路のようなものですが、それがウイルスを運ぶ経路にもなるわけです。

ウイルスが取りつく候補の細胞にたどり着いても、そこには「細胞膜」が立

感染から増殖までの流れ

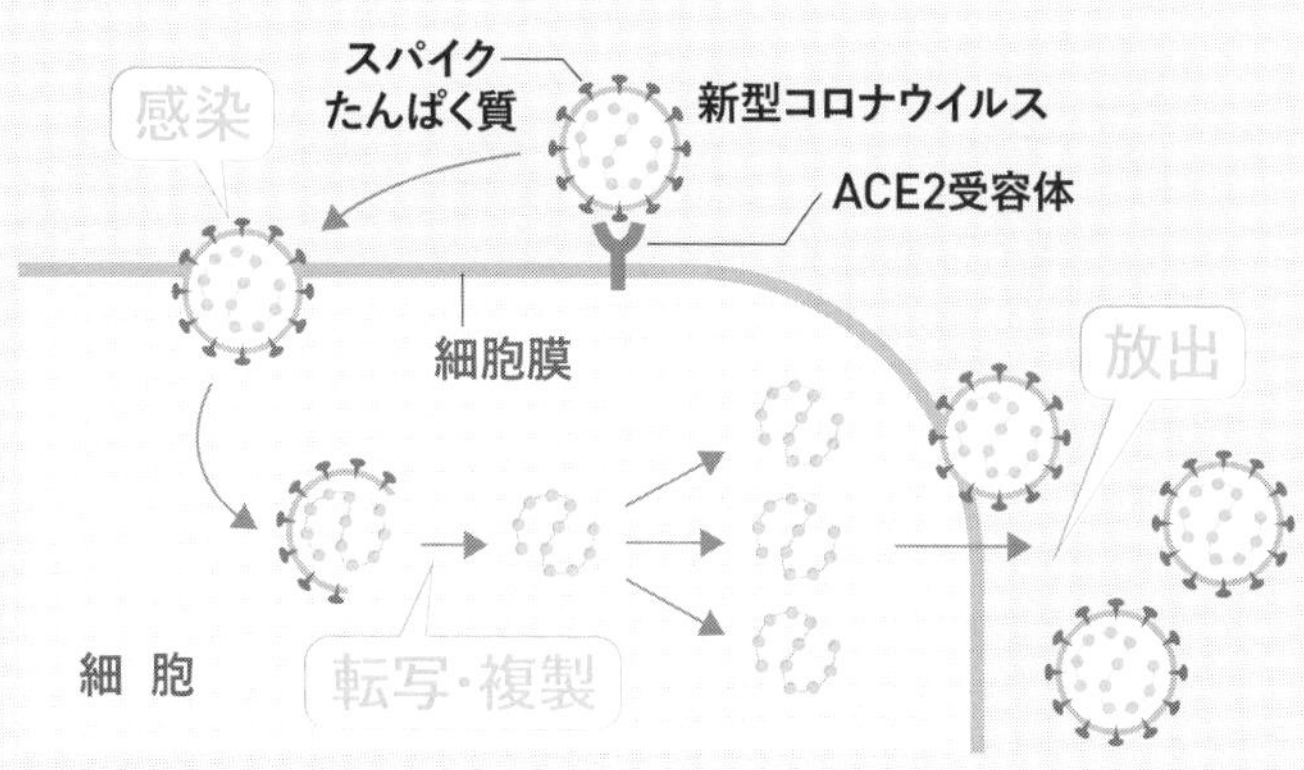

ウイルスは受容体の手引きで細胞内に侵入し、細胞内の栄養素を使って大量のコピーをつくり出す。DNAウイルスはコピーの精度が高いが、RNAウイルスは低いためコピーミス（変異）が起きやすい

ちはだかります。侵入するには、細胞内へと手引きする存在が必要です。

新型コロナウイルスの場合、周囲に飛び出た突起状のスパイクたんぱく質が、細胞膜にあるACE2（アンジオテンシン変換酵素Ⅱ）受容体に結合し、その後たんぱく質分解酵素であるTMPRSS2やFURINの作用が加わって人の細胞に侵入することがわかっています。

もちろん体は、ウイルスに「増殖されるがまま」というわけではありません。ウイルスに侵入されると、すぐに免疫機能の要（かなめ）である白血球が戦いを始めます。この白血球にはいくつかの免疫細胞が含まれ、それぞれ異なる役割を果たすので簡単に、ご説明しましょう。

外敵が体内に侵入すると、最初に反応するのが「食細胞」と呼ばれる好中球とマクロファージ、樹状細胞です。この3つが外敵を捕食し「ここに敵がいるぞ!」と知らせる役割を果たしてくれます。ところが侵入した外敵がウイルスの場合、ダニや花粉などと違って小さすぎるため食細胞だけでは対処しきれません。このような極小の相手に対処する主役が、リンパ球です。

リンパ球のなかでも最初に動き出すのが、情報伝達を担うヘルパーT細胞とウイルスを直接攻撃するキラーT細胞です。続いてB細胞という、ウイルスの詳細情報を読み取って専用の武器、抗体(免疫グロブリン)を産生するリンパ球が機能し始めます。これらが連携してウイルスを倒すわけです。

抗体は、ウイルスや細胞に結合することで感染を防ぐ役割を果たしてくれます。

ウイルスを倒す免疫細胞のはたらき

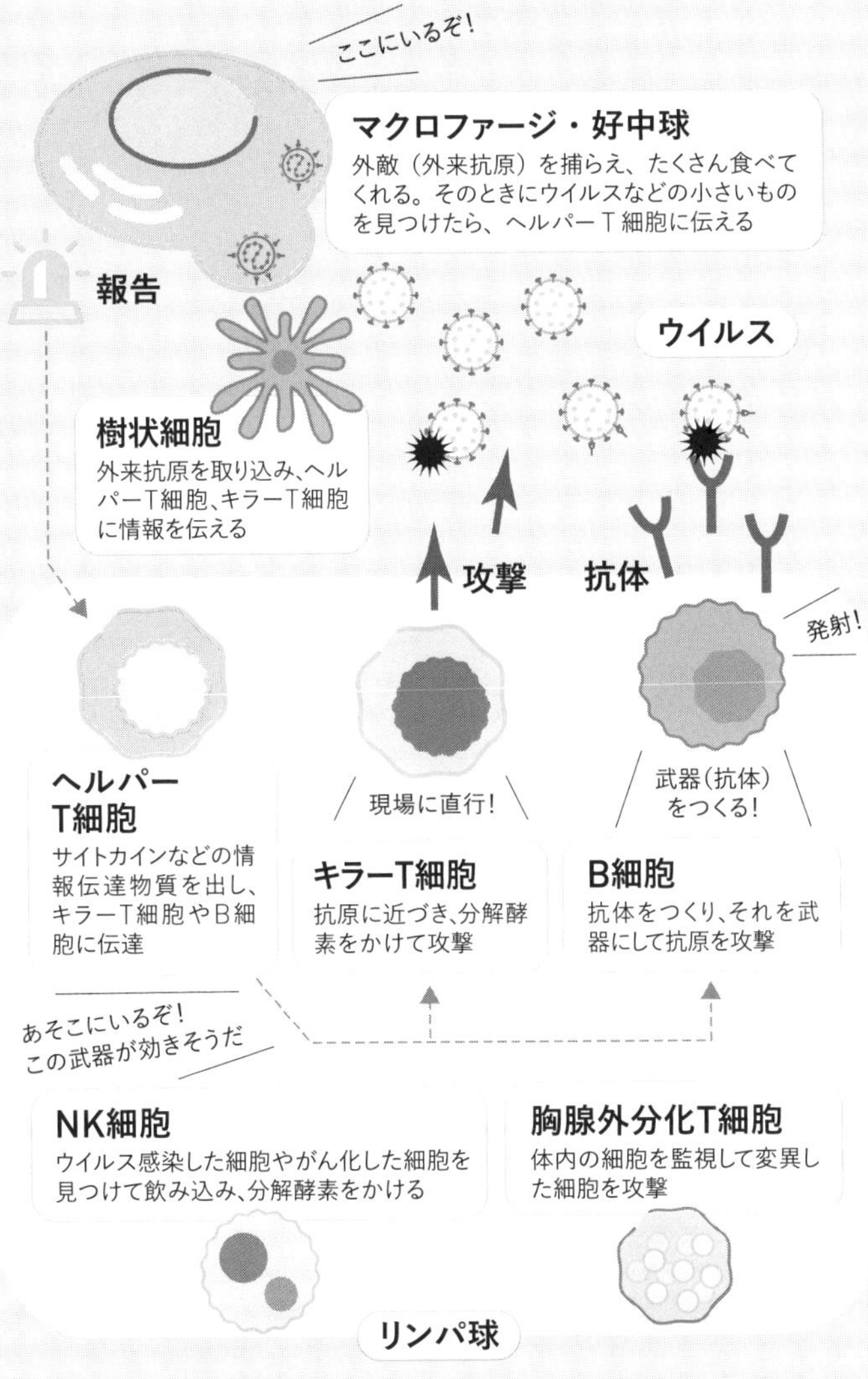

ここにいるぞ！

マクロファージ・好中球
外敵（外来抗原）を捕らえ、たくさん食べてくれる。そのときにウイルスなどの小さいものを見つけたら、ヘルパーT細胞に伝える

報告

ウイルス

樹状細胞
外来抗原を取り込み、ヘルパーT細胞、キラーT細胞に情報を伝える

攻撃　抗体

発射！

ヘルパーT細胞
サイトカインなどの情報伝達物質を出し、キラーT細胞やB細胞に伝達

現場に直行！

キラーT細胞
抗原に近づき、分解酵素をかけて攻撃

武器（抗体）をつくる！

B細胞
抗体をつくり、それを武器にして抗原を攻撃

あそこにいるぞ！
この武器が効きそうだ

NK細胞
ウイルス感染した細胞やがん化した細胞を見つけて飲み込み、分解酵素をかける

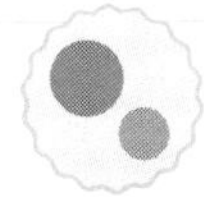

胸腺外分化T細胞
体内の細胞を監視して変異した細胞を攻撃

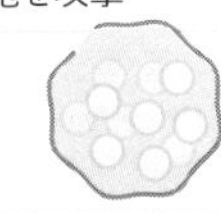

リンパ球

抗体がウイルスに結合すると、まずマクロファージがウイルスを捕食しやすく（オプソニン化）なります。そしてウイルスが細胞内に侵入するための入口（受容体）にフタ（中和）をすることで、感染を防いでくれるのです。

抗体にはＩｇＧ、ＩｇＭ、ＩｇＡ、ＩｇＤ、ＩｇＥの５つがあり、それぞれに違った役割と持続期間がありますｓ。たとえばインフルエンザの予防接種を秋に受けるのは、ワクチンによって体内にできるＩｇＧ抗体の持続期間が４～５か月だから。イン

抗体が持続する期間は違う

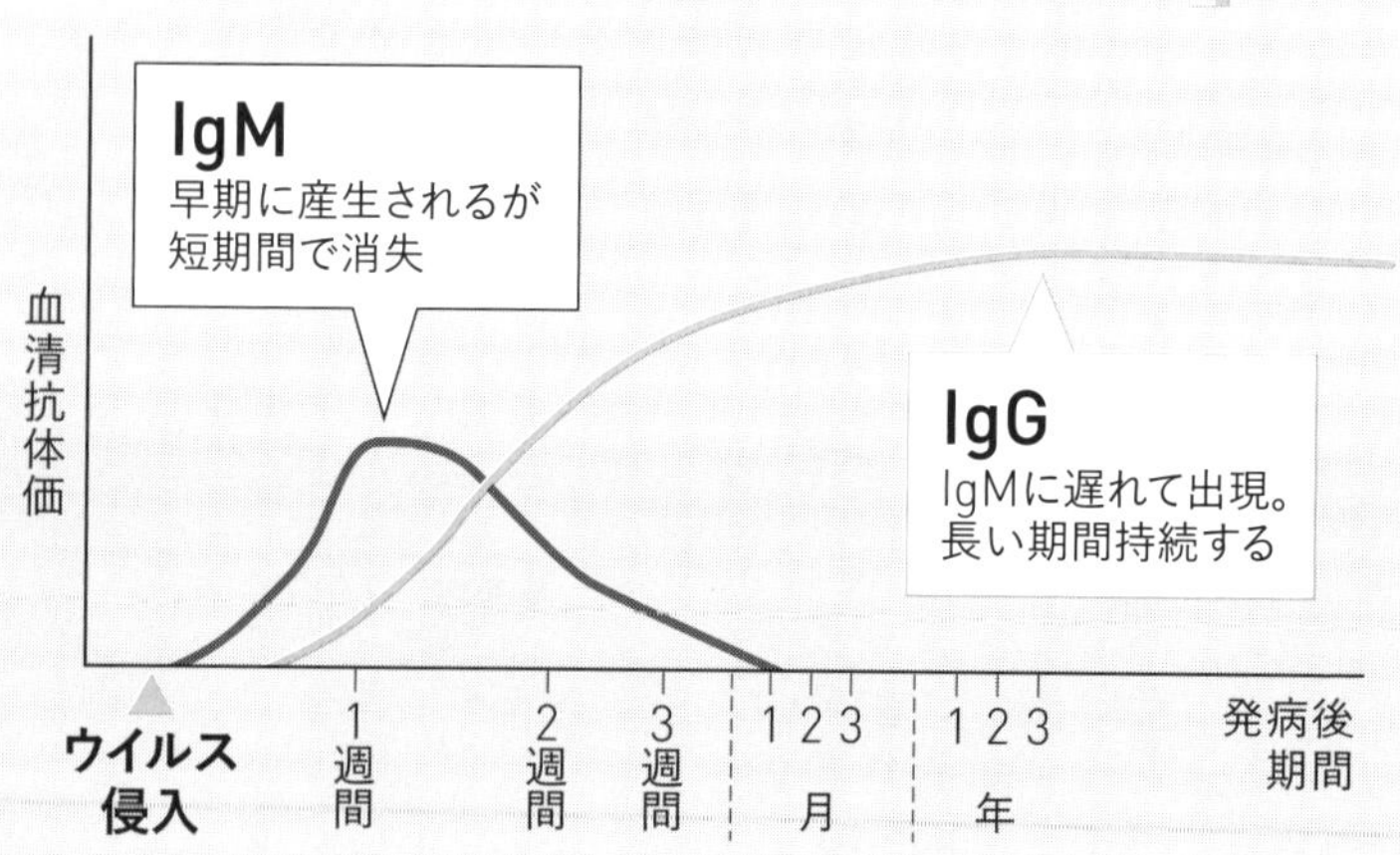

フルエンザウイルスが猛威を振るう冬に、体を守る準備ができた状態を保てるベストなタイミングが秋というわけです。新型コロナウイルスの感染拡大を防ぐ過程で「ＰＣＲ検査」「抗体検査」「抗原検査」が行われ、混同される方も多かったようなので申し上げておくと、ＰＣＲ検査は「検査時にウイルスの死骸を含めた遺伝子があるか」、抗原検査はウイルスのたんぱく質があるか、抗体検査は「過去に感染し抗体ができているか」を調べるものです。

リンパ球の包囲網を突破し、ウイルスが細胞に侵入して増殖を始めた状態が「感染」です。感染した細胞はウイルスを大量に増殖させ続ける工場のようになってしまうため、ＮＫ細胞がサイトカインという炎症性物質を発生させて感染した細胞の殺傷にあたります。

感染しても、すぐに症状が起こるわけではありません。侵入した細胞内でウイルスが増殖し、ほかの細胞にも取りついて戦いの場が広がることで発熱や体の痛み、せき、鼻水、下痢などの症状に見舞われるようになります。

で

何をするのか

chapter 1

ウイルスは体内

数々のつらい症状はウイルスとの戦いによるもの

――発熱、痛みなどはウイルスを倒す際の副産物

風邪を引いて熱が出ると「熱が出るのは体が戦っている証拠」と言われるのは、最新医学から見ても、まさしくそのとおりです。ウイルスに感染したときに起こる、発熱、のどの痛み、せき、鼻水・鼻づまりなどは、すべて免疫細胞による戦いの結果あらわれる症状だからです。

ウイルスが体内で増殖を始めると、それを食い止めるための反応が起こりますが、このとき少しでも早く多くのリンパ球をウイルスのいる場へたどり着かせる方法が血流に乗せること。その血流を早くするのが発熱です。発熱は、い

わば血流アップの副産物のようなものなのです。

発熱を伴う症状として最も身近な、風邪の9割は「ウイルス感染症」とされています。そのなかで最も比率が高いのはライノウイルスで、次が形状が太陽に似ていることから名づけられたコロナウイルスです。

新型コロナウイルスは世界的な大流行（パンデミック）を引き起こしましたが、コロナウイルス自体は、ありふれた風邪ウイルスの一つにすぎません。ただ、従来のコロナウイルスは肺炎を引き起こすことは稀（まれ）で、それほど重症化しませんでした。これに対し新型コロナウイルスは、重症化すると激しい症状を引き起こして致死率も高まるため、人類の脅威となったのです。**まったく無症状だった人が急激に症状が悪化し、発症から亡くなるまで48時間以内だったという例もあるくらいですから、驚きを禁じ得ません。**

その激しい症状に深く関係しているのが、炎症性物質のサイトカインです。

風邪を引いて鼻の粘膜が腫れたり体に痛みが出たりするのは、マクロファージがリンパ球を呼び寄せるサインとして出す、このサイトカインによるもの。さらに**ウイルスと免疫細胞の戦いが進むと、双方の死骸は粘液や膿（うみ）のかたちでゴミとして体の外に出されます。これが鼻水やたんです**。サイトカインによってたくさんの免疫細胞が集まり、戦いを有利に進められるようになる反面、体にはさまざまな症状があらわれるわけです。

特に新型コロナウイルス感染症では、ＩＬ－６（インターロイキン６）などの炎症性サイトカインが過剰に産生される「サイトカインストーム（免疫過剰反応）」による重症化が深刻な問題になりました。これは肺の病気が急激に重症化する原因とも考えられています。

こうしたウイルス感染による症状は、戦いの舞台がどこかによって変わるものです。鼻からのどで起これば、鼻水が出たり、のどに痛みが生じたりします。ここまでが「上気道（じょうきどう）」と呼ばれるエリアで、風邪の多くは上気道に炎症を起こすから鼻やのどの症状を伴うケースが多いわけです。

炎症が、腸で激しく起これば腸炎になり、肺で激しく起これば肺炎になります。

つまり、お腹が痛くなる風邪、肺炎に至る風邪があるのはウイルスがどこで広がっているかによるということです。取りつきやすい部位はウイルスによって異なり、新型コロナウイルスはＡＣＥ２受容体が多く発現する肺、心臓、消化器に取りつきやすいことが知られています。

ウイルスとの戦いが起こる部位で症状は変わる

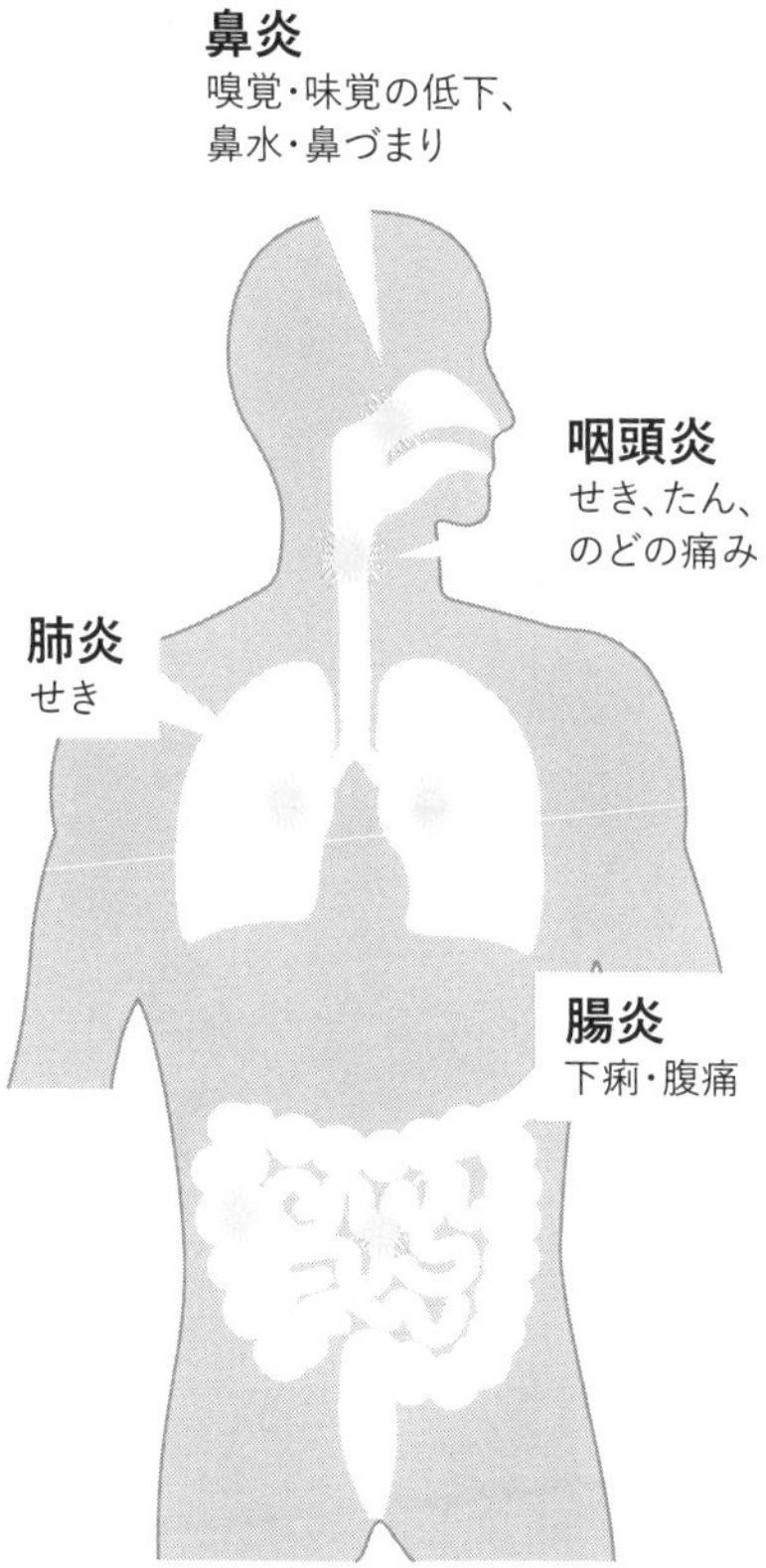

鼻炎
嗅覚・味覚の低下、鼻水・鼻づまり

咽頭炎
せき、たん、のどの痛み

肺炎
せき

腸炎
下痢・腹痛

なぜ、肺炎は人の命を奪ってしまうのか

――ウイルスとの戦場が拡大すると症状は悪化

ウイルスとの戦いで免疫細胞が劣勢になると、症状はどんどん悪化します。鼻の粘膜から侵入を許した場合、鼻で戦っているうちは鼻水が出て鼻づまりになるだけですむでしょう。しかしウイルスがのどにたどり着くと、のどの腫れや痛み、せきが生じます。さらに全身へ広がると、発熱などといった全身症状があらわれるのです。

ここで免疫細胞がウイルスを抑え込めれば、回復へと向かいます。その際にも、熱があまりに高くなりすぎると危険です。ウイルスの力が強かったり、体の免疫機能が弱っていたり暴走して強くなりすぎたりすると症状が重くなり、体のあ

ちこちに支障をきたします。

新型コロナウイルス感染症では、初期症状として全体の6割以上の方が嗅覚や味覚を失ったという報告が海外であがりました。**嗅覚に加え味覚の多くがにおいに左右されることを考えると、これは鼻の粘膜細胞での感染が急激に広がり嗅覚のセンサーが弱ったか、一時的に脳神経に異常が生じたかが原因として考えられます。**

激しすぎる炎症は体の機能を停止させる

炎症が起きた部位によっては、命に関わるリスクがあります。

肺に生じた場合を見てみましょう。肺は、肺胞という小さな袋が約3億個集まってできた臓器です。肺胞のまわりには毛細血管、リンパ管と、それらを支える間質があり、毛細血管を介して酸素と二酸化炭素の交換が行われます。

肺に炎症を起こす症状の多くは「細菌性肺炎」です。細菌が鼻や口から入り、気管支を介して肺胞に入り込むことで発症します。その細菌とマクロファージなどの白血球が戦った結果として「浸出液」が出ますが、浸出液の量が多いと肺胞内が満たされてしまいます。すると肺胞内に酸素が入れなくなり、毛細血管にも酸素が入らなくなって呼吸が苦しくなるのです。

一方で「ウイルス性肺炎」は、直接的なウイルスと白血球の戦いでは起こりません。まず、ウイルスが体内に侵入したことに白血球などが反応し、サイトカインなどの炎症性物質を大量に出す「サイトカインストーム」を起こします。このサイトカインストームによって広範囲の毛細血管や間質に炎症を起こすのが、ウイルス性肺炎です。**激しい炎症は間質や毛細血管を傷つけ硬くし、呼吸による肺胞がふくらむ動きを邪魔します。その結果、酸素が取り込まれなくなり呼吸不全に至ってしまうのです。**

新型コロナウイルスによる肺炎もこのパターンで、両肺に激しく炎症を起こし、

ウイルス性肺炎はこうして起きる

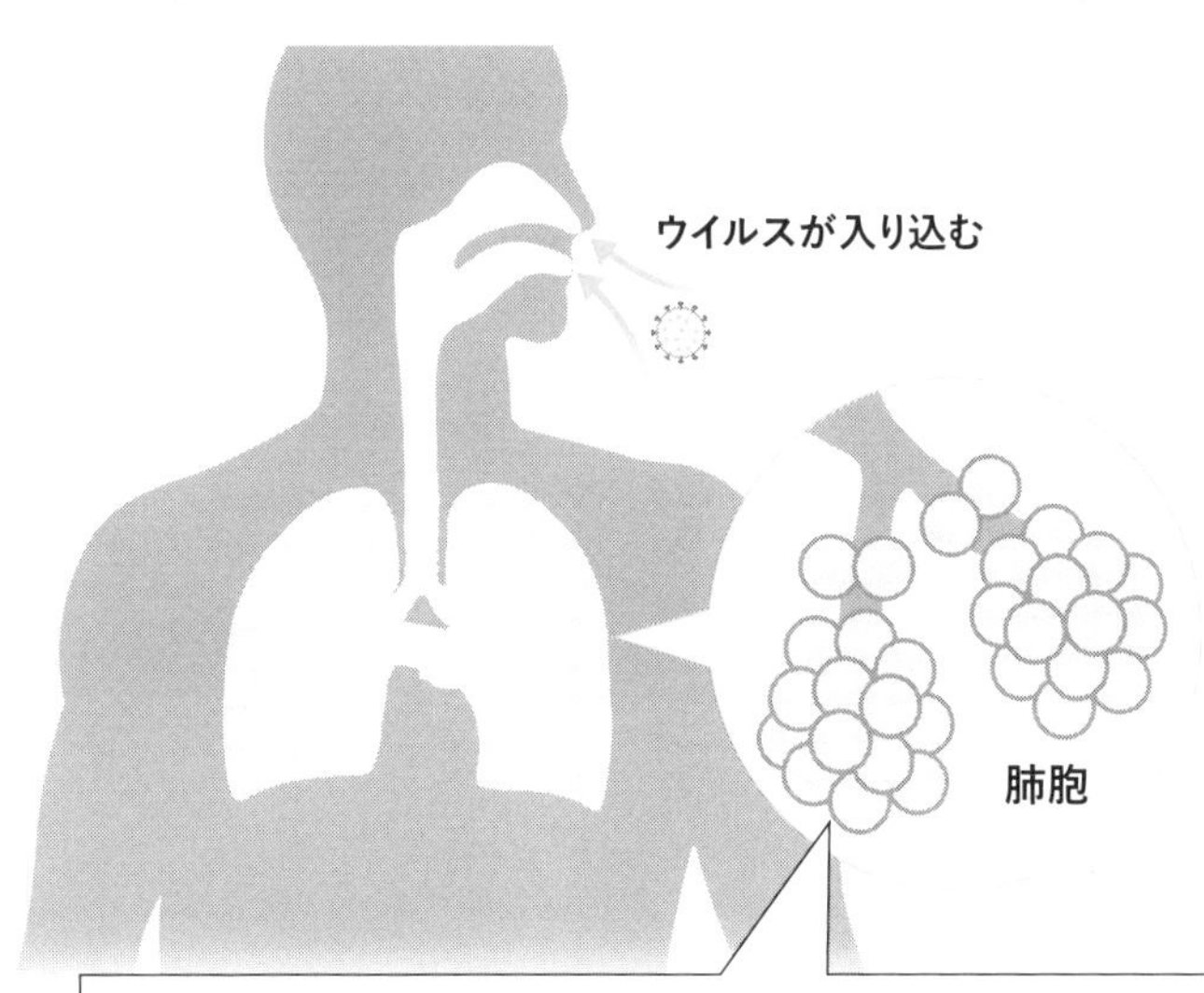

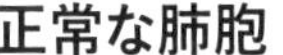

正常な肺胞

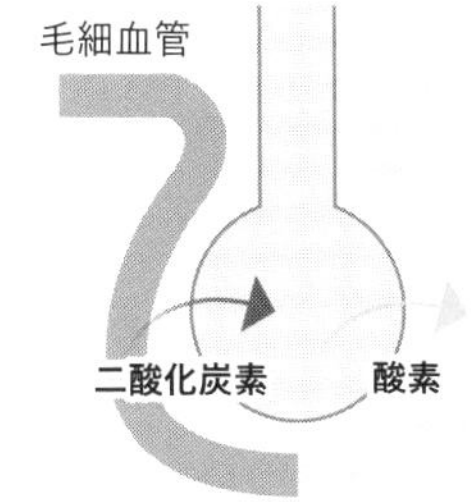

炎症のある肺胞

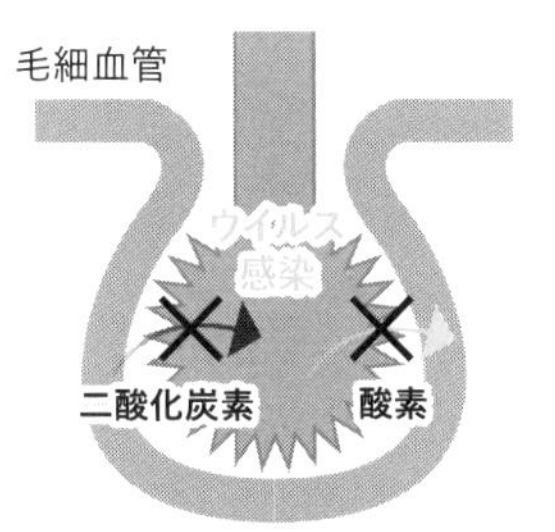

肺は肺胞という袋状の組織が集まってできており、酸素と二酸化炭素のガス交換を行っている。炎症が起こるとガス交換が滞り、その範囲が広がると呼吸困難に

血栓ができるなどして急激に症状が悪化すると呼吸不全を起こします。

ウイルスが皮膚、そして粘液や唾液に含まれる化学物質という2つのバリアを突破したとしても、増殖を始める前に免疫細胞がウイルスを倒せれば、このような問題は生じません。発症に至らず、ほとんど症状が出ないうちにウイルスとの戦いが終わることすらあります。しかし免疫機能が落ちていたり暴走したりすると、症状がひどくなるおそれが。

同じようにウイルスと接触しても、感染する人と感染しない人、すぐ治る人と重症化する人がいるのは、このためです。

重症化を防ぐカギはサイトカインが握る

新型コロナウイルスは新種のため、まだ全貌は明らかになっていません。それゆえ、ハーバード大学をはじめ最先端の研究をしている世界中の研究室で新型コロナウイルスに関する研究が日夜続けられ、数々の新たな知見が発信されています。私の研究室でも、これまでの分子生物学的手法を活用して解析をし、治療メカニズムの研究を継続中です。

そのなかでわかってきた治療法が、いくつかあります。一つは、細胞内で新型コロナウイルスが転写され増殖するメカニズムにアプローチし、それを阻害する方法です。一時期話題となったアビガンなどは、これに当たります。ほかにも感染自体を抑制する「感染阻害分子」を探索する方法も模索中です。

そしてB細胞が産生する炎症性サイトカイン、IL-6などが重症化を呼ぶサイトカインストームに関与しているため、その産生を抑える方法も考えられます。私の研究室では、細胞のミトコンドリア内で酸素と栄養素を使ってエネルギーを生み出す「細胞呼吸」の研究で得た知見を応用し、へム合成系の産物がウイルス増殖を抑え、炎症性サイトカインを抑制する治療メカニズムを研究中です。

こうした研究の初期段階から、持病のある方や高齢者は重症化リスクが高いことがわかっています。子どもや若者は無症状だったり風邪と変わらないような軽い症状ですんだりする傾向が見られた一方で、持病のある方や高齢者は死亡率が非常に高い傾向が確認されました。厚生労働省のまとめでは、基礎疾患のない方に比べ、がん、高血圧、糖尿病の方は5倍ほど、心疾患の方は10倍もの重症化リスクがあり、40代以下に比べ60代は10倍、80代以上は100倍以上の重症化リスクが確認されています。この背景には何があるのでしょうか。

持病のある人が重症化しやすい決定的理由

まず白血病や免疫疾患などの持病がある方は、そもそも感染に対する防御システムに問題を抱えています。ウイルスを駆逐する部隊の数が少なかったり、足りていてもウイルスの居場所にたどり着けなかったりしたら、感染した細胞は増える一方に。重症化しやすいのは、ある意味当然です。

日本人にもかなり多い糖尿病も免疫機能が低下しやすく、どのウイルスにも感染のリスクが高い傾向にあります。

血液中にブドウ糖が増えすぎると白血球などの免疫に関わる細胞の機能が低下し、抗体をつくる機能まで低下するからです。その状態が続いて全身の毛細血管が劣化することも、重症化リスクを高めます。

毛細血管が劣化すると、酸素や栄養素が体のすみずみまで行き渡りにくくなって全身の細胞の機能が低下するだけでなく、感染部位に免疫細胞が届きにくくなってしまうのです。

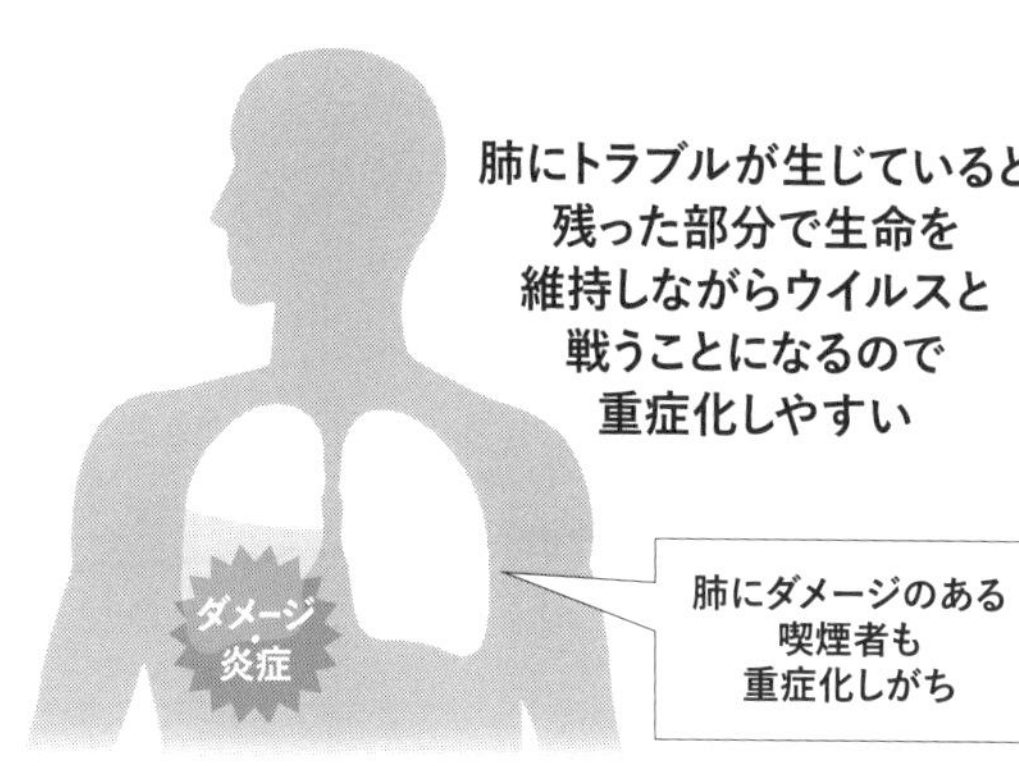

体内にダメージが蓄積した人ほど
重症化リスクは高い
肺にトラブルが生じていると
残った部分で生命を
維持しながらウイルスと
戦うことになるので
重症化しやすい
ダメージ
・
炎症
肺にダメージのある
喫煙者も
重症化しがち

毛細血管と病気との深すぎる関係とは

――高血糖は免疫機能を低下させる

全身の血管の99%を占める毛細血管は、動脈と静脈を結ぶ非常に細い血管です。体のいたるところに張り巡らされ、あらゆるものが必要とされる部位へと運ばれます。この毛細血管の直径は100分の1ミリメートル程度しかありません。血液に含まれる赤血球はそれに近い大きさなので、通常でも少し折りたたまれたような状態で流れています。

そんな状態にもかかわらず高血糖が続くと、まず糖と結合したヘモグロビン(赤血球の赤い色素)が増えて赤血球が硬くなるため、毛細血管は詰まりやす

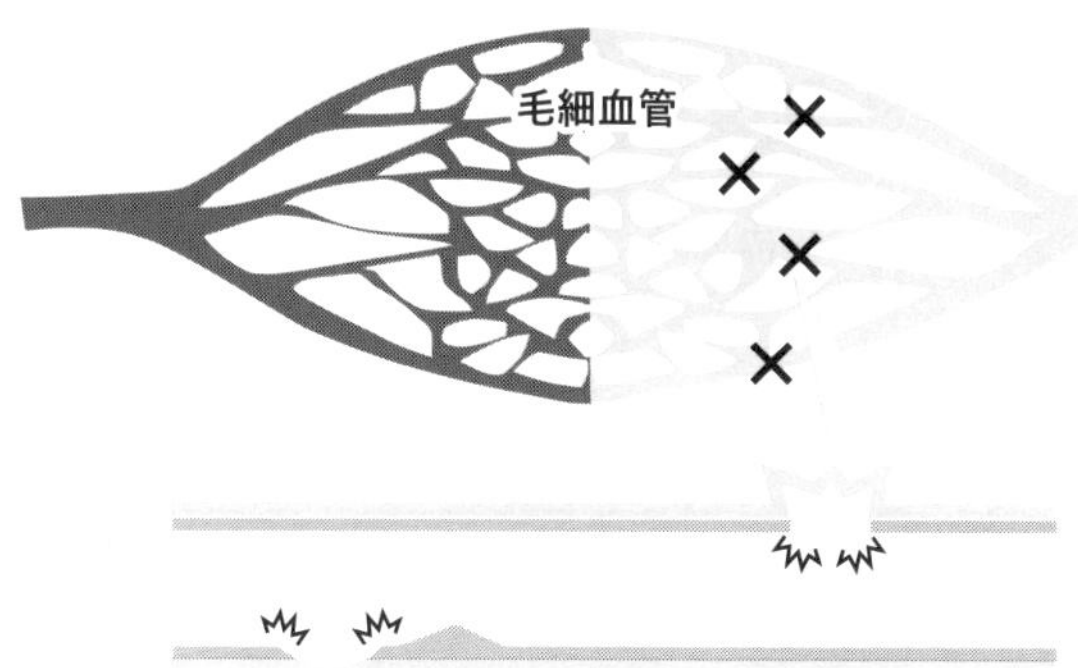

い状態に。さらに赤血球どうしがくっつきやすくなります。すると毛細血管に微小な血栓ができて、その先にある細胞に酸素と栄養素が届きにくい状態に。

毛細血管が傷むと免疫機能が低下する
毛細血管
毛細血管の内壁に傷があると
穴があくなどして使えないルートになる

　ここで何も手を打たないと毛細血管は壊れていき、酸素や栄養素、免疫細胞の通り道が途絶えてしまうのです。そして生きるために必要なさまざまな機能が阻害される「代謝障害」が起き、さらに糖尿病の三大合併症に関係する網膜、腎臓、神経にまで異常が生じます。どの部位も毛細血管が張り巡らさ

高血糖だと毛細血管に傷がつく

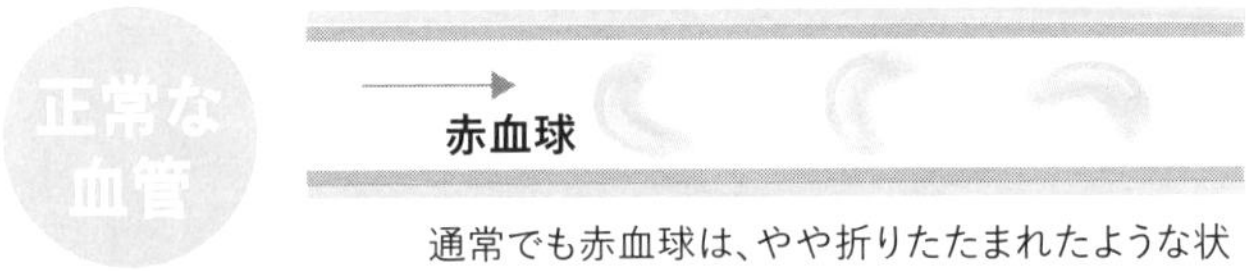

正常な血管

赤血球

通常でも赤血球は、やや折りたたまれたような状態でないと通過できない

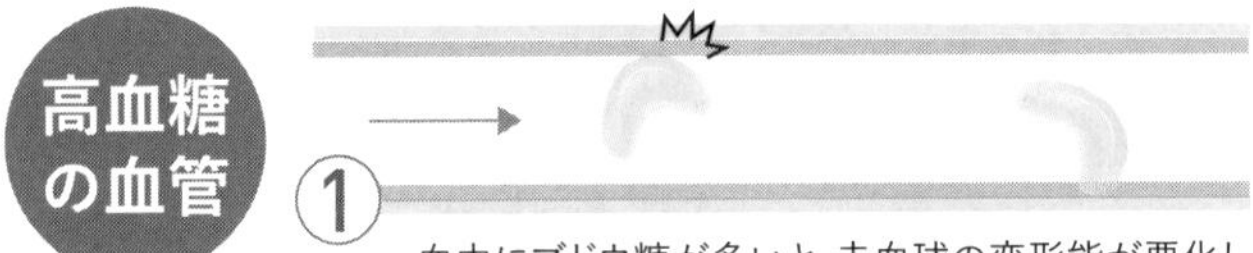

高血糖の血管

①

血中にブドウ糖が多いと、赤血球の変形能が悪化して粘着性も上がるため、毛細血管に傷がつく

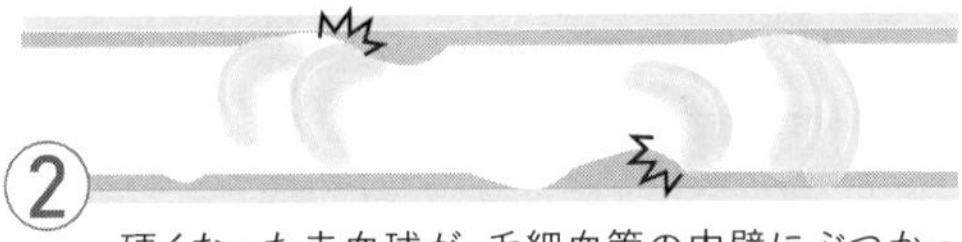

②

硬くなった赤血球が、毛細血管の内壁にぶつかったりくっついたりしてダメージが蓄積していく

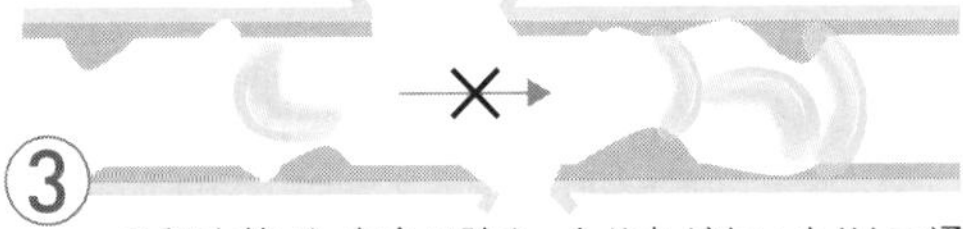

③

毛細血管が、完全に詰まったり穴があいたりして通れないルートに

れているので、高血糖による毛細血管障害の影響を強く受けるからです。この毛細血管の劣化は、じつは高血圧を呼ぶとも考えられています。

毛細血管の衰えは高血圧にも関係していた

原因不明とされる本態性高血圧の患者さんを診察すると、およそ9割の方は毛細血管の数が減っていました。血液の通り道が減れば行き場も減るため、残った血管にたくさんの血液が行って血圧の上がった部分も生じたと考えられます。毛細血管が劣化し高血圧も合併している方は、免疫細胞が必要とされる部位に届きにくいため、免疫機能も低下していると考えていいでしょう。

新型コロナウイルスが細胞に取りつく際に使われるACE2受容体は、血管の収縮や血圧に関係が深いことがわかっています。そう考えると**高血圧は新型コロナウイルスの感染リスクを高める要因でもあるのです。**

高血圧の方にはつらい話ばかりでしたが、**高血圧の方が一念発起し運動を習慣化したら毛細血管が増え血圧が下がったという例も少なからずあります。**巻末に運動のやり方（P196参照）を紹介したので、ぜひお試しください。

毛細血管は、多くの病気との密接な関係が明らかになるにつれて近年、かなり注目度が上がりました。しかし日々患者さんに接しながら研究も進めている私としては、その真の重要性は、まだ浸透していないように思います。まずはあ

毛細血管は生命活動の最前線

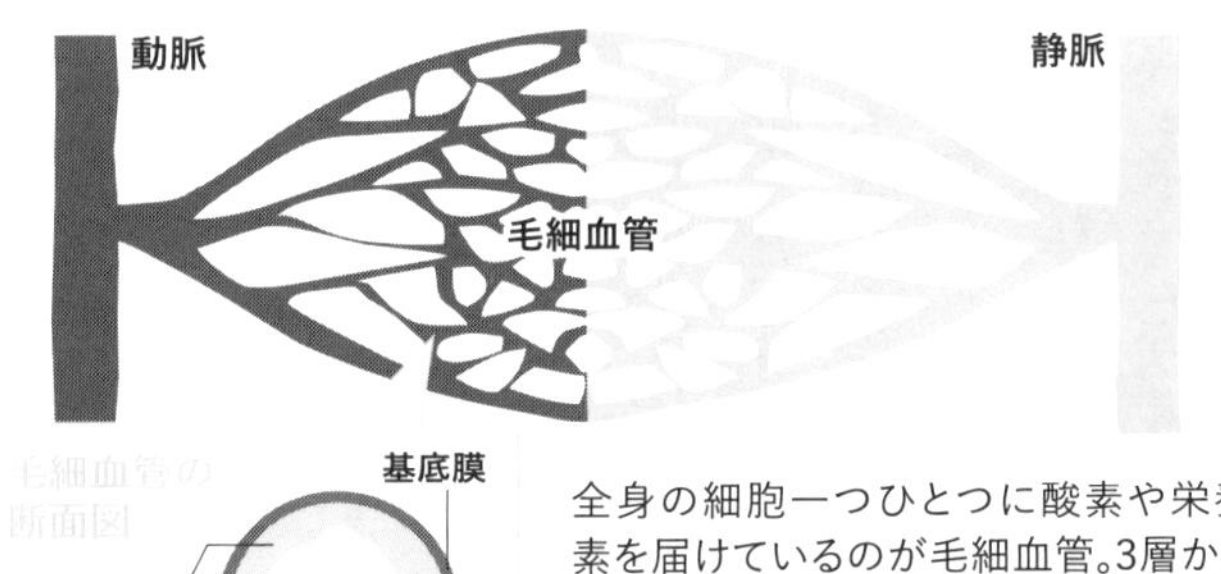
動脈
静脈
毛細血管
毛細血管の断面図
基底膜
内皮細胞
周皮細胞

全身の細胞一つひとつに酸素や栄養素を届けているのが毛細血管。3層からなる動脈や静脈の血管壁とは異なり、毛細血管の血管壁には物質が出入りできる「すき間」がある

毛細血管の直径は髪の毛の1/10　全長は地球の約2周半分

まり知られていない毛細血管の機能や構造から、ご説明していきましょう。

知らぬ間に体を蝕む「ゴースト血管」とは

毛細血管は、動脈から血液が流れ込むことではたらき始めます。流れ込むのは酸素や栄養素、ホルモン、免疫細胞などをたっぷり含んだ血液です。これらを毛細血管の接する細胞に染み出させるかたちで供給し、代わりに老廃物や二酸化炭素を回収して静脈へ運ぶ役割を果たしています。これは1層の内皮細胞がトンネルをつくり、まわりに周皮細胞がくっつくという非常にシンプルな構造だからこそ果たせる役割です。

内皮細胞は自らホルモンや神経伝達物質を分泌することで、血流をよくしたり血管壁を守ったりもしており、周皮細胞はそのまわりで血液が無駄に漏れるのを防いでいます。

　この周皮細胞は、毛細血管が傷ついたときに外側から修復する立役者で、すき間ができたり傷がついたりしたら修復し、毛細血管の健康を保つためにはたらく細胞です。

　周皮細胞は血管を守る大切な役割を果たしていますが、残念ながら加齢によって衰えます。衰えが進行すると周皮細胞がゆるんで血液が漏れるようになり、血流は低下。すると管はあるけれど血液は流れない、いわゆる「ゴースト血管」化してしまうのです。**ゴースト血管の先にある細胞には血液が届かず、白血球をメインとする免疫細胞のみならず酸素や栄養素すら届きません。老廃**

毛細血管は内と外から修復される

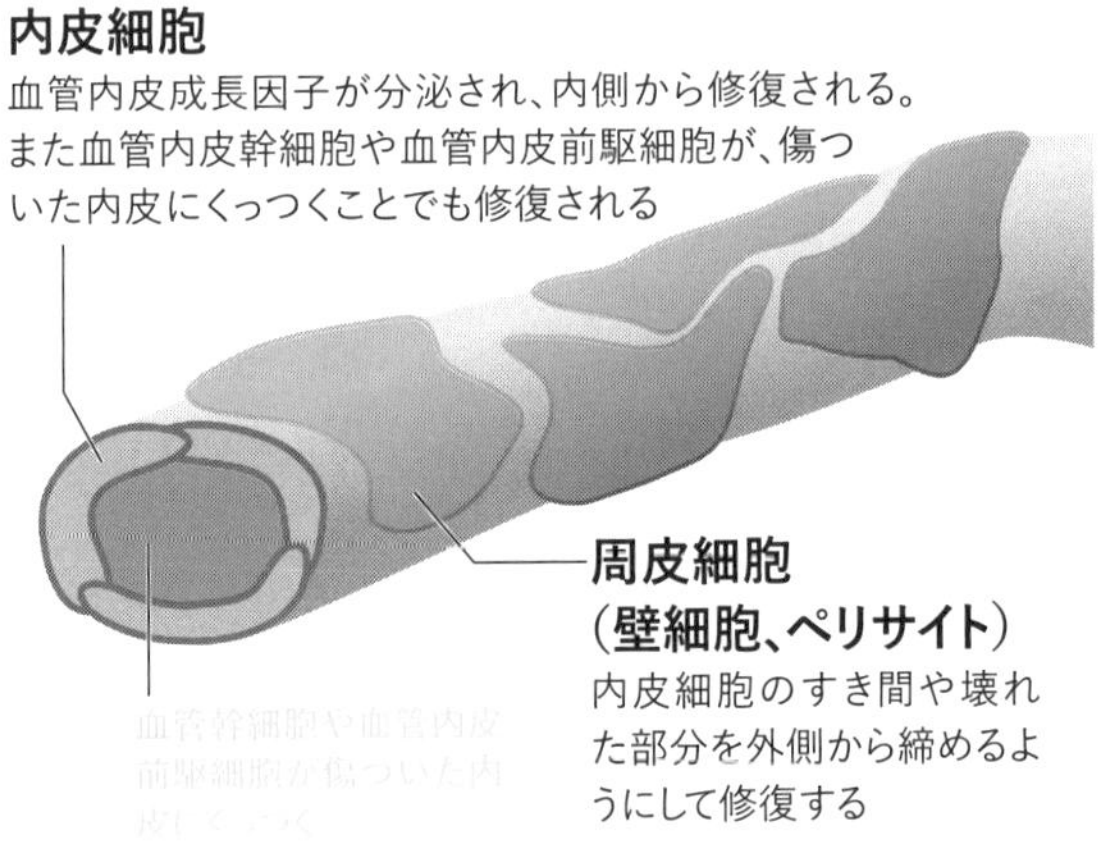

内皮細胞
血管内皮成長因子が分泌され、内側から修復される。
また血管内皮幹細胞や血管内皮前駆細胞が、傷ついた内皮にくっつくことでも修復される

血管幹細胞や血管内皮前駆細胞が傷ついた内皮にくっつく

周皮細胞
（壁細胞、ペリサイト）
内皮細胞のすき間や壊れた部分を外側から締めるようにして修復する

物も回収されなくなります。

毛細血管は私たちの生命活動を守る重要な仕事をこなしているため、内部からも修復するメカニズムがあります。この修復には血液細胞や血管内皮前駆細胞などの「アクセサリー細胞」が深く関与していることがわかりました。

さらに、毛細血管は枝分かれして増えることも判明しています。毛細血管が断絶すると、血管内皮成長因子（ＶＥＧＦ）が分泌されることでアクセサリー細胞がそこに集まり修復を促してくれるのです。同時に周皮細胞も外側から毛細血管の修復を試みます。全身の細胞を生かすも殺すも毛細血管次第。だからこそ内と外からしっかり修復されるしくみがあるということです。

60代の毛細血管の数は20代の半分近くに

毛細血管は、だいたい45歳ごろから大きく減り始め、60代ではなんと20代の約6割にまで減ってしまいます。これは、ウイルスから体を守る部隊の通り道が半分近くまで減るということです。ウイルスとの戦いの最前線に免疫細胞をうまく届けられないわけですから、ウイルスの増殖は食い止めにくくなり、感染の状況は悪化しやすくなります。

ただ「毛細血管が減る」と言われても、なかなかピンと来ないかもしれません。わかりやすいシグナルとしては手足の冷え、鼻やのどの粘膜が乾きやすい、ドライアイなどがあります。末端の冷えは、血液とともに体温を制御する毛細血管の影響で生じますし、粘膜や目は毛細血管のか

加齢により「使える」毛細血管は減る

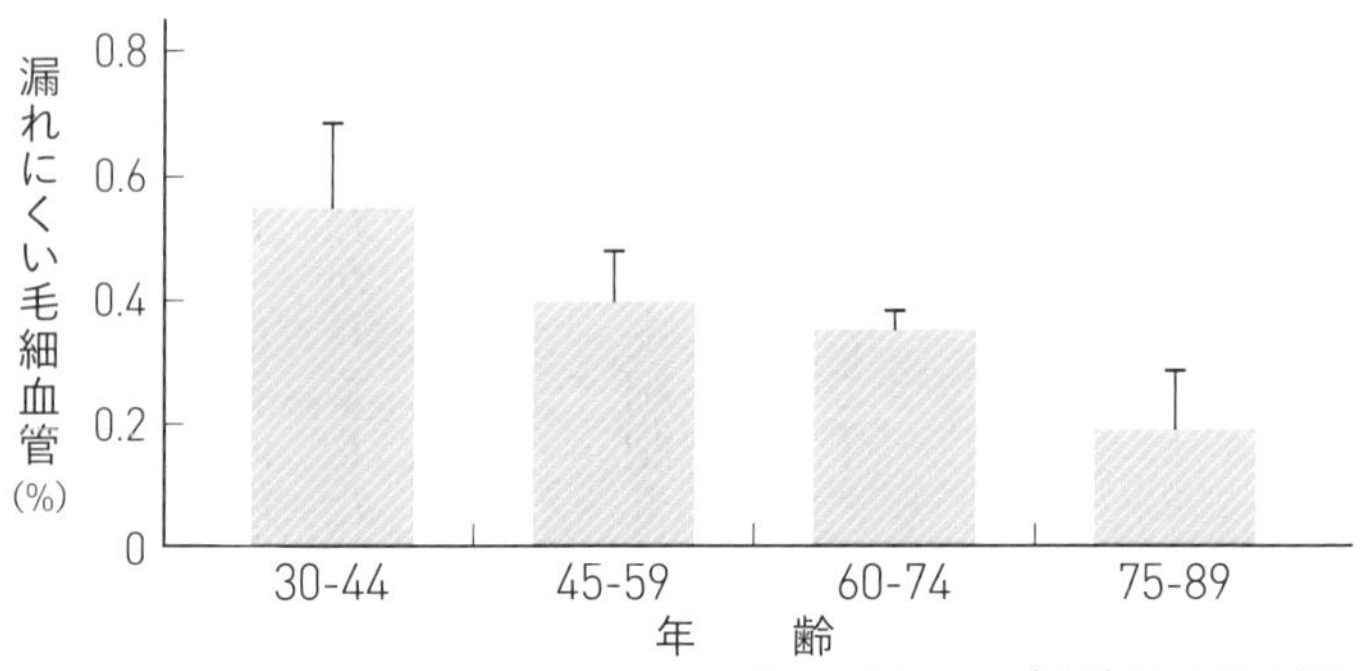

Journal of Dermatological Science 61 (2011) 206-207より作図

たまりのようなもの。毛細血管の数が減れば当然、機能は低下します。こうした症状があるとしたら、毛細血管減少の疑いあり。
体にはさらなる試練が訪れます。

新型コロナウイルスは血管から重症化を呼ぶ

新型コロナウイルスは、細胞の表面にあるACE2受容体を認識して細胞内に侵入しますが、この受容体は肺、心臓、腎臓だけでなく、全身の血管内皮細胞にも発現することがわかっています。私の研究室でも、血管内皮から新型コロナウイルスが侵入することを確認しました。

全身の血管内皮細胞に感染を許した状態でサイトカインの発生が拡大すれば当然、過剰に免疫が反応するサイトカインストームが起こります。これは急激に症状が悪化する前兆です。全身の血管内皮細胞で激しい炎症が起き、毛細血管レベルで血管が詰まったり出血が起きたりして、さまざまな臓器が重篤な状態に陥ってしまいます。

ニューヨークでは若年層を含む多くの方が重症化し、その多くにＢＭＩ（ボディ・マス・インデックス）が30を超えるような肥満の傾向が見られました。これは高血糖や高血圧などがベースに存在し、すでに全身の広範囲の血管内皮にダメージが蓄積していたところにウイルスが取りついたため、急激な全身の状態悪化につながったものと考えられます。

毛細血管が弱い人ほど命の危険にさらされやすい

私の研究室では、その仮説のもと研究を重ね、いくつかの確証を得つつあります。実際、**全世界での症例報告を分析すると、感染し重症化した患者さんの多くは血管内皮の状態が悪くなる疾患を抱えた方や、その予備軍でした。**つまり全身にくまなく張り巡らされた毛細血管にウイルスが取りつきやすい状態になっていたのです。このような状態にある方が新型コロナウイルスに感染した場合、広範囲の血管内皮に炎症や壊死が認められたという例は多数報告されています。

また軽症〜中等症の患者さんでも、血管内皮細胞が新型コロナウイルスに攻撃されて、血栓ができやすくなったり血管炎が起きたりすることも確認しました。ほかには足指の腫れ、変色などの症状も数多く報告されていますが、これは毛細血管内皮の炎症によるものと考えられます。

こうした最新研究を踏まえると、毛細血管の健康を保つことは新型コロナウイルスへの抵抗力を高める効果があるとも言えるでしょう。血管内皮にウイルスが取りつきにくくなり、重症化を呼ぶ血栓ができにくくなるという直接的な効果だけでなく、免疫機能を保つために必要な酸素や栄養素、免疫細胞のルートを確保できるからです。

爪を押せば毛細血管の衰え具合がわかる

ウイルス以外の外敵から体を守るうえでも大切な毛細血管の状態は、私が診察する際にも重視しています。毛細血管の状態が気になる方は、リラックスした状態で手の爪を5秒程度押してみましょう。**2秒以内に赤みが戻らなければ、毛細血管は衰えています**。くわしく知りたい方は、毛細血管の状態を見られる機器のある病院で検査を受けてみるのもいいでしょう。

高齢で免疫細胞の機能低下と劣化があり、さらに糖尿病や高血圧などのある方は、免疫機能と毛細血管に大きなトラブルを抱えている可能性が高く、二重のリスクがあります。裏を返すと、高齢者でなくとも持病がなくとも、毛細血管に問題があると感染のリスクが高まり重症化しやすくなるということです。
それはいったい、どんな状況で起きるのでしょうか。

が

クを高めていた

chapter 2

自律神経疲労
感染リスク

ウイルスから体を守る力は知らぬ間に衰えるものだった

――感染しやすい人、しにくい人にはこんな違いが

毛細血管の状態が悪くなったり数が減ったりするとウイルスに感染しやすくなり、重症化のリスクも高まるというお話をしてきました。ただ毛細血管のような「体の中の変化」を知る機会は、そう多くないかもしれません。それでも

「最近、体調をくずしやすくなった」

「ここ数年、毎年のようにインフルエンザにかかっている」

「寝ても疲れが抜けない」

などの兆候があるとしたら、あなたの体に備わっていたウイルスや細菌といった「外敵」から体を守るバリアが、確実に弱っているといっていいでしょう。

不安を煽るようなことを申し上げましたが、どうかご安心ください。

医学とテクノロジーの飛躍的な進歩により、血液データや血圧、呼吸数や脈拍などの数値を解析することで、体の中に生じた未病の段階にある問題まで把握できるようになりました。**特に外敵から体を守る免疫機能については、毛細血管や自律神経の状態のリアルタイムでの解析や、血液データの解析がおおいに役立ちます。それらの結果をもとに日常生活を少しずつ変えていけば、薬に頼ることなく外敵から体を守る力は回復できるのです。**

ただ日本では、健康維持のための検査や診療は保険適用外となるため、残念ながらこうした最新の医療についての知見はあまり広くは知られていません。

誰もが一定レベルの医療を受けられる皆保険制度がないアメリカでは、加入している医療保険のランクによって受けられる医療のレベルが決まります。**富裕層が受ける最高ランクの医療では予防医学がかなり進んでおり、体内で起き**

ていることがわかる各種データが重要な役割を果たすようになりました。その理由は、現代人を悩ませる病気の多くが何らかの悪しき生活習慣によって起こる生活習慣病ということが判明したからです。

また、病気と健康のあいだをゆれ動く、いわゆる未病状態の方が健康な状態に戻る場合も、各種データをもとに正しく生活習慣に介入し改善を促していく考え方は欠かせません。

これは「ビヘイビア・ヘルス」と呼ばれ、最近はハーバード大学医学部でも重視されている考え方です。私の診察も、まず各種データで体内環境がどんな状態にあるかを確認し生活習慣を把握することから始まります。

現代人の生活は神経を激しく刺激している

現代人の多くが、同じように病気と健康のあいだを行き来している根底にあるのが、私たちの体を取り巻く環境や生活の急激な変化です。最も影響が大きいのは近年、多くのものがＩＴ化され、それが24時間あらゆる場面に入り込んでしまったことでしょう。特にスマートフォンやパソコンのディスプレイが発する光を見つめ、膨大な量の情報を受け取る時間が長くなったのは、ここ数年のことです。

この光と情報という絶え間ない「刺激」を大量に浴び続けると、知らぬ間に体に異常をきたします。まず、日中は活発に動き回り夜は暗い中でゆったり過ごす生活様式に最適化された「体内時計」が乱れがちに。そして自律神経のバランスやホルモン分泌のリズムがくずれ、つねに時差ボケしたような状態に陥るのです。

過度な刺激にさらされた体は、交感神経ばかり休みなくはたらくようになって自律神経に疲労が溜まります。すると体をコントロールする自律神経の機能が弱り、睡眠の質や量まで低下しがちに。こうした変化が、現代人の多くを同じような不具合へと誘い、免疫機能を低下させてしまうのです。

免疫機能とは、簡単に言うと「体内に入り込んだ外敵を効率よく倒す」生体防御システムです。私たちの体に備わっている免疫機能はウイルスや細菌などの外敵を駆逐してくれますが、心身が過度な刺激にさらされると力が弱ります。そうして体内で外敵が増え害をなし始めると、体調をくずすわけです。

外敵から体を守るのは2つの免疫機能

この免疫機能は大きく「自然免疫」と「獲得免疫」に分けられます。

自然免疫は生まれつき持っている防御機構で、ウイルスや細菌といった病原体に最初に反応し、共通する構造を見つけ出して攻撃するシステムです。皮膚という物理的バリア、唾液や粘液に含まれる化学物質によるバリアに続く第3のバリアとして外敵に立ちはだかります。

白血球に含まれるマクロファージや好中球、樹状細胞、ＮＫ細胞などが担う**自然免疫は、病原体について学習したり抗体をつくったりしない代わりにすばやい対応が可能です。**ちなみにＮＫ細胞は体内に50億〜１０００億個あり、精神的ストレスや食べ物の影響を強く受けやすいことがわかっています。

獲得免疫は、自然免疫を担う細胞たちから外敵の詳細情報を得て、それに基づき集中的に攻撃する防御機構です。自然免疫に数日遅れて力を発揮するヘルパーＴ細胞やキラーＴ

自然免疫と獲得免疫

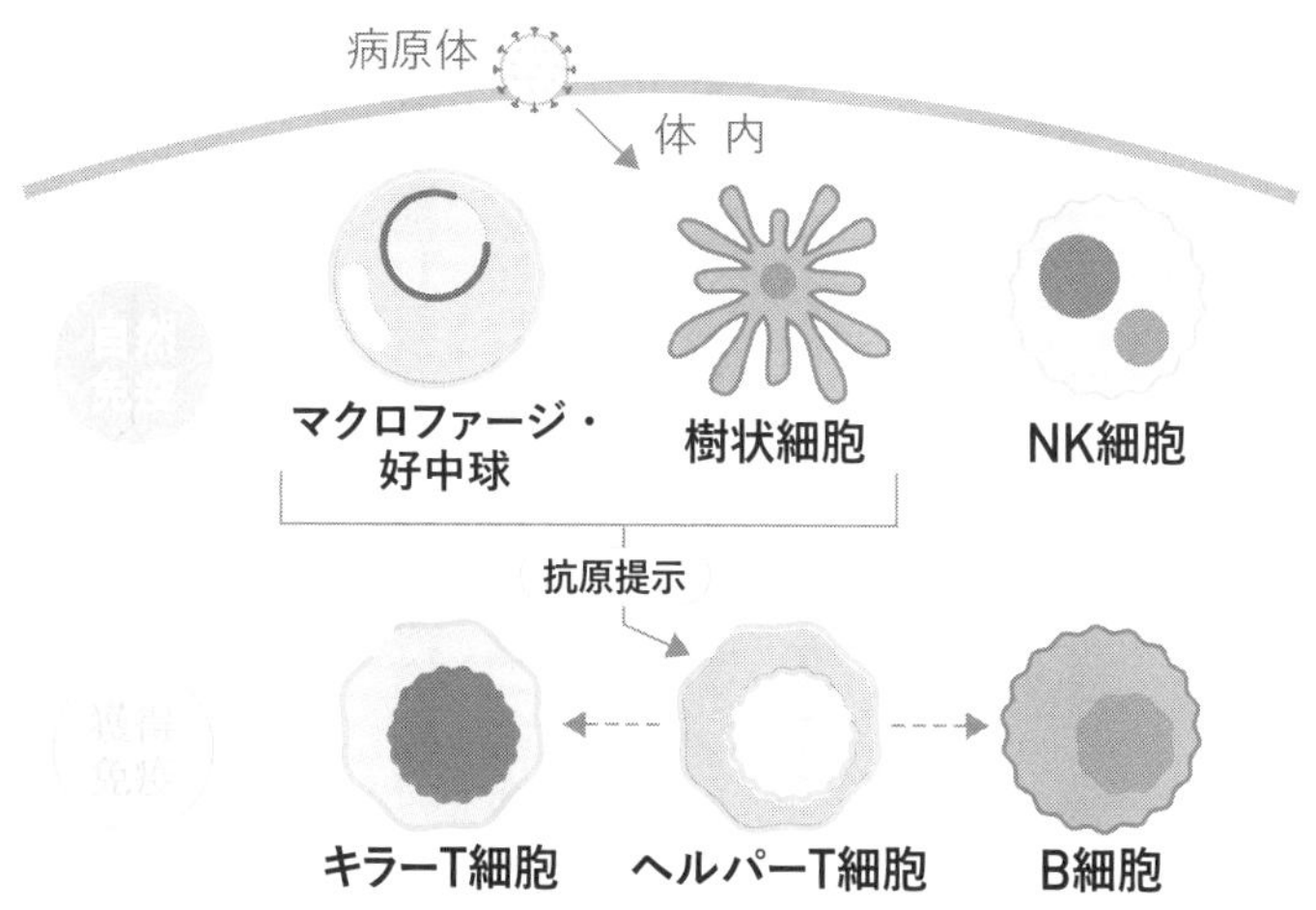

細胞、強力な武器・抗体をつくるB細胞などが活躍します。つまりウイルスから体を守るリンパ球には「ぶっつけ本番で戦う部隊」と「入念にデータを集め強力な攻撃を仕掛ける部隊」があるということです。

最新の研究では、自然免疫は「訓練」され強くなることが判明しました。「訓練」とは、別のウイルスにさらされたりワクチンを接種したりすると免疫細胞が鍛えられて、未知のウイルスに抵抗する力がつくことを指し、これが日本で新型コロナウイルスの被害が抑えられた一因とする説もあります。また**新型コロナウイルスは抗体ができにくい、あるいはインフルエンザより短期間で抗体が消滅し再感染するという報告もあるため、自然免疫への期待が高まっているのです。**

免疫機能回復のカギは横隔膜が握っていた

私たちの体はウイルスや細菌に感染するリスクと、つねに隣り合わせです。

体調が万全のときは抑え込めるウイルスも、少し体が弱っているだけで免疫機能が低下し抑え込めなくなるリスクが一気に高まります。この免疫機能とそれを取り巻く体内環境は、生活習慣を正しく改善すれば高められ、**自然免疫については瞬時に高めることも可能です。**

といっても難しいことは必要ありません。

その秘密は、横隔膜にあります。

横隔膜をしっかり動かし、しっかりゆるめると副交感神経が優位になる。これだけのことで、過労状態に陥っていた自律神経に休息が与えられ回復し始めます。そして毛細血管が開いてウイルスを倒す免疫細胞が全身に届くようになり、低下していた免疫機能を取り戻していくのです。

この流れをより深くご理解いただくために、まずは私たちの免疫機能が自律神経や毛細血管に、どう関係しているかについて、ご説明していきましょう。

自律神経に不具合が生じるとウイルスに感染しやすくなる

——免疫細胞が届きにくい体になってしまう

自律神経については、もう10年以上前から情報があふれているため、よくご存じの方も多いと思います。ここではウイルスから体を守る機能との関係をご説明したいので、まずは少しだけ基本的な話をさせてください。

自律神経は、内臓の機能やホルモンの分泌など、自分の意思では制御できない生理的な機能をコントロールしています。たとえば手を上げたり足を曲げたりといった体の動きは、随意神経によって制御されているため「手を上げよう」「足を曲げよう」という自分の意思で行えますが、ホルモン分泌量の増減や心臓の動きなどは自分の意思ではコントロールできません。

「若返りたいからホルモンをたくさん出して！」
といくら願ってもそうはなりませんし、心臓に
「このまま動き続けて」
とお願いしなくても勝手に動いてくれます。これは自律神経が、私たちの意思とは関係なく24時間自動で制御してくれているからです。眠っているあいだも呼吸し続け、暑いときには汗が出て体温を調節し続けられるのは、すべて自律神経のおかげなのです。

自律神経には交感神経と副交感神経があり、2つの相反する作用で体をコントロールしています。よく言われるように交感神経はアクセル、副交感神経はブレーキとイメージするとわかりやすいでしょう。交感神経は心拍数や呼吸数を増やし、脳や心臓など体の中心部や動かしている筋肉に血液を集めて体を「活動モード」に、副交感神経は血液を全身の末梢まで巡らせ、呼吸を穏やかにして「休息モード」に切り替えます。

交感神経が毛細血管を締め、副交感神経がゆるめる

自律神経が血液の流れを調整しているという話をしましたが、ここで毛細血管が関わってきます。日中、活動モードになっているときは、体の中でもよくエネルギーを使っている部分に酸素と栄養素を優先的に届けなければいけません。たとえばデスクワークに集中しているときは脳で、運動しているときは動かしている筋肉で大量に消費されるからです。

このとき**体の末端にある毛細血管を締めれば、より激しく活動している部位に血液を集中させられます。**考えごとをしていたり緊張していたりして、**脳がフル回転しているときに手が冷たくなるのは、まさにこの状態です。**体重の8％程度しかない血液という貴重な資源を、最も必要とする部分で優先的に使えるように自律神経が調整しているのです。

体を休めるモードのときは、反対のことが起きます。さまざまな活動をして

自律神経と血液循環の関係

副交感神経優位

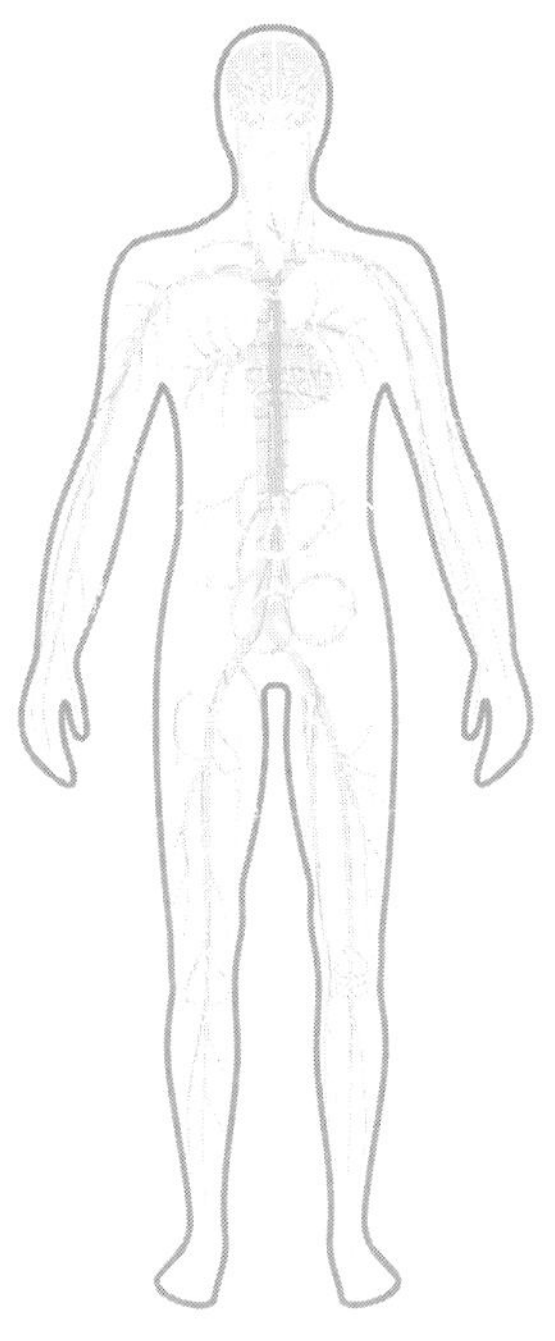

体のすみずみに栄養素やホルモンを行き渡らせてメンテナンスするために、毛細血管を開いて末端まで血液を循環させる

交感神経優位

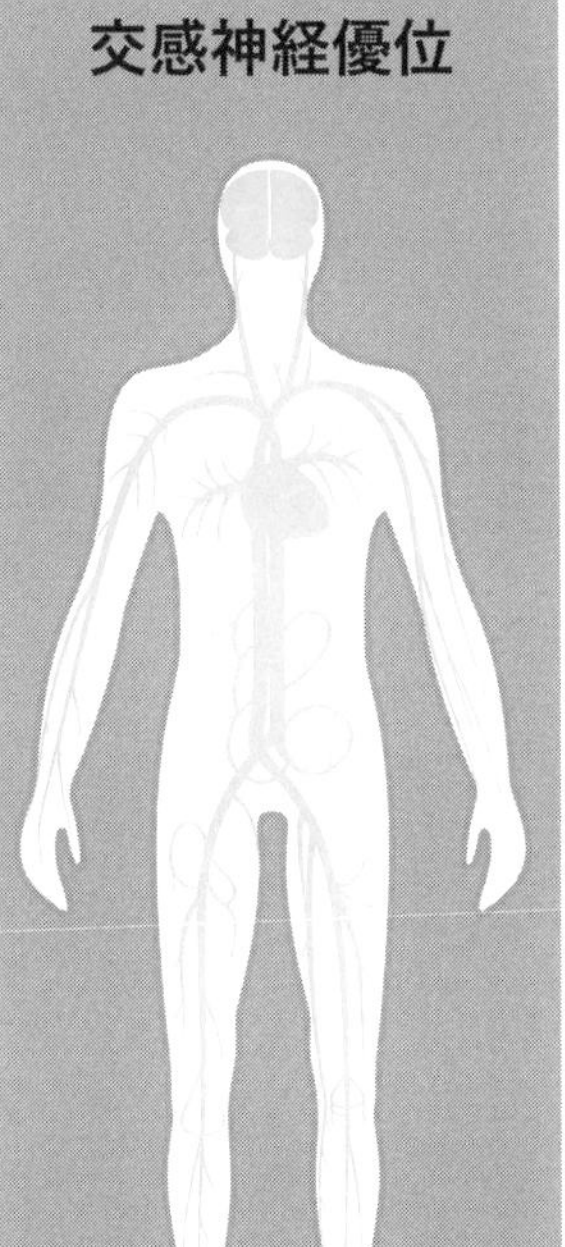

脳や心臓、大きな筋肉などの、よくはたらいている部分に優先して酸素を運ぶため、毛細血管を締めて血流を体の中心に集中させる

消耗した体にはメンテナンスが必要で、そのために使う酸素や栄養素、ホルモンなどは、全身の細胞にくまなく届けたいもの。だから自律神経は、このタイミングで毛細血管をゆるめて体のすみずみまで血液を循環させます。

つまり体のモードに応じて毛細血管を締めたりゆるめたりして、血液の流れを制御しているのです。この動きは交感神経によって、毛細血管の手前にある前毛細血管括約筋という筋肉が伸縮することで行われています。

こうご説明すると、交感神経が優位なときは毛細血管が完全に閉じてしまう姿をイメージされるかもしれませんが、それは違います。あくまで「締める」のであって、完全に閉じてしまう「閉める」ではありません。全身の血管の99%を占める毛細血管が完全に塞がってしまったら、大きな動脈や静脈だけでは血液を受け止めきれず、あふれてしまうでしょう。

それだけではありません。**血流が完全に途絶えた部位は酸欠状態に陥るため、たとえば脳の細胞は5分で死滅します。**

自律神経が毛細血管を締めたりゆるめたりしている

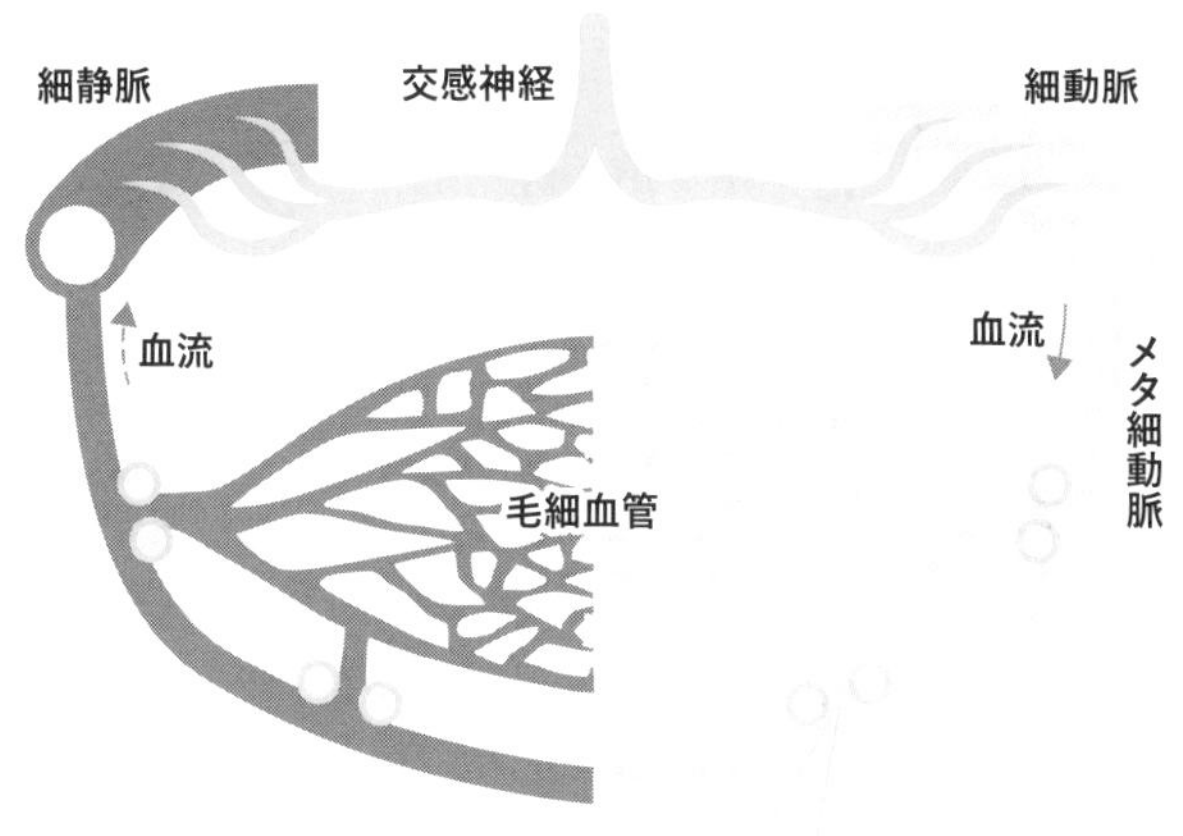

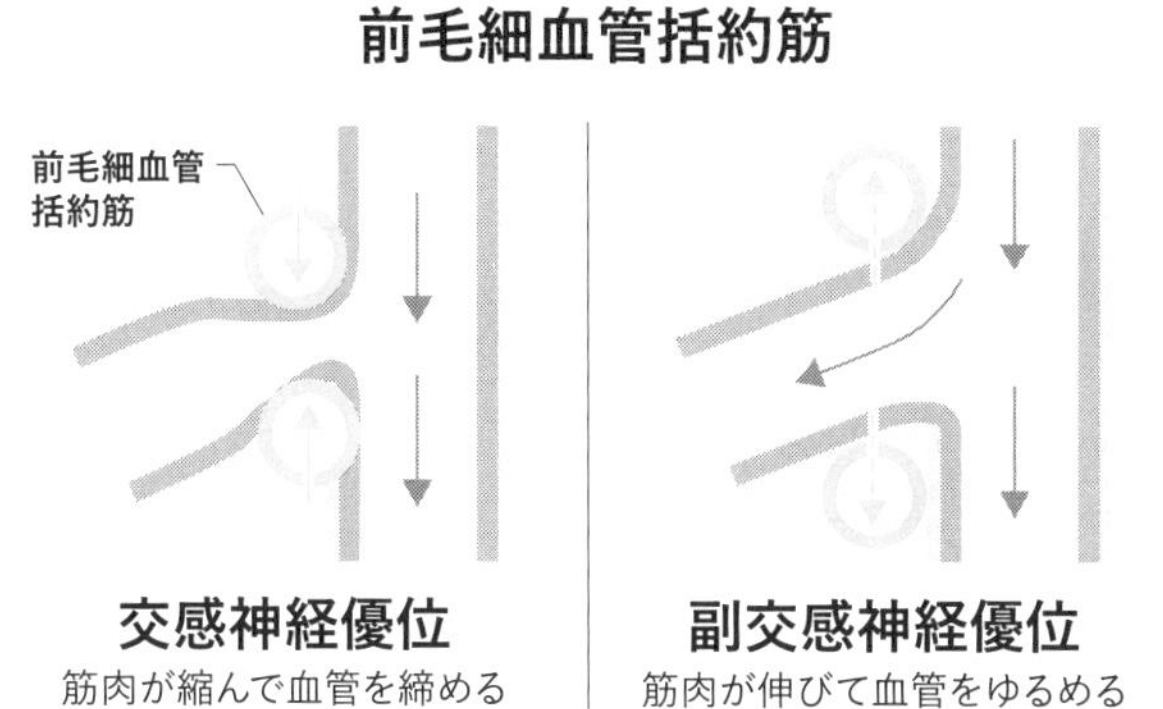

毛細血管は、自律神経のはたらきと連動して縮んだり戻ったりしている。交感神経が優位になると、毛細血管のつけ根にある前毛細血管括約筋が収縮して毛細血管が締まる。副交感神経が優位になると前毛細血管括約筋が弛緩し、毛細血管への血流が回復する

血流不足で「細胞呼吸」が滞ると免疫機能は低下する

——体を守る免疫細胞もエネルギーも不足する

交感神経が優位になり続けて毛細血管が締まりっぱなしになると、その周囲の細胞は危険な状態になります。毛細血管から酸素と栄養素が供給されなくなると、エネルギーの素となる「ATP」をつくれないからです。

ATPは、筋肉を動かしたり細胞を修復したりするごとに使われ「エネルギー通貨」と呼ばれています。この通貨は貯められない性質のものなので、つねにつくり出す必要がありますが、酸素や栄養素が届かないとそれができなくなるのです。この最も重要なエネルギーをつくる営みを「細胞呼吸」と呼び、細胞呼吸は細胞内のミトコンドリアという器官で行われています。

毛細血管が開くと細胞呼吸がしやすくなる

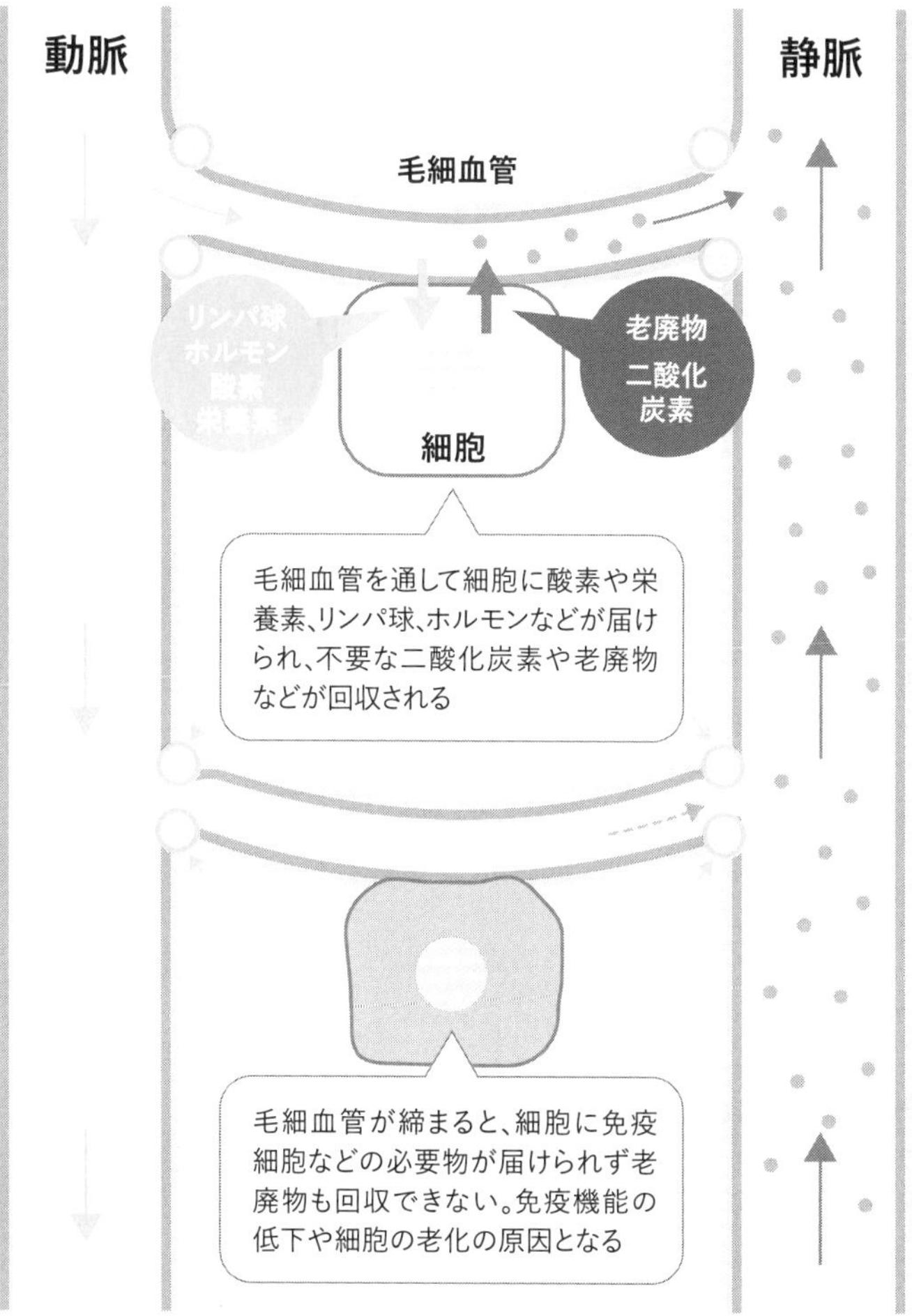

動脈
静脈
毛細血管
リンパ球
ホルモン
酸素
老廃物
二酸化炭素
細胞
毛細血管を通して細胞に酸素や栄養素、リンパ球、ホルモンなどが届けられ、不要な二酸化炭素や老廃物などが回収される
毛細血管が締まると、細胞に免疫細胞などの必要物が届けられず老廃物も回収できない。免疫機能の低下や細胞の老化の原因となる

細胞呼吸をすると二酸化炭素などの不要物が生じますが、それは毛細血管が8～9割、残りを静脈にからみつくように存在するリンパ系（リンパ管のネットワーク）が回収し排泄していきます。

細胞のまわりがゴミだらけになる？

もし毛細血管が傷つき壊れるなどして途切れ、不要物が過度にリンパ系ににじみ出たらどうなるでしょうか。まず、**細胞と細胞のあいだがゴミだらけのような状態になってリンパ系の流れが滞ってしまいます。すると免疫細胞を含む細胞の活動が低下して、ウイルスなどの外敵から体を守る力が弱くなるのです。これを「内部環境」が悪くなると表現します。**

逆に毛細血管が健康で自律神経のバランスも保たれていたらどうでしょうか。免疫細胞も含めた全身の細胞で細胞呼吸がしっかり行われ、エネルギーは充分につくられます。そうすると細胞は元気に活動できるため、自然免疫が担う第3のバリアもおのずと強化されるわけです。

交感神経優位で毛細血管が狭まる幅は、実際には2~3割程度。少しの変化のようですが、あなどってはいけません。たとえば「明日から収入が3割減ります」と言われたら、どうでしょうか。収入の大半を使って生活している人は、かなり切り詰めないと生活できま

免疫機能の低下した人は つねに交感神経優位の傾向が

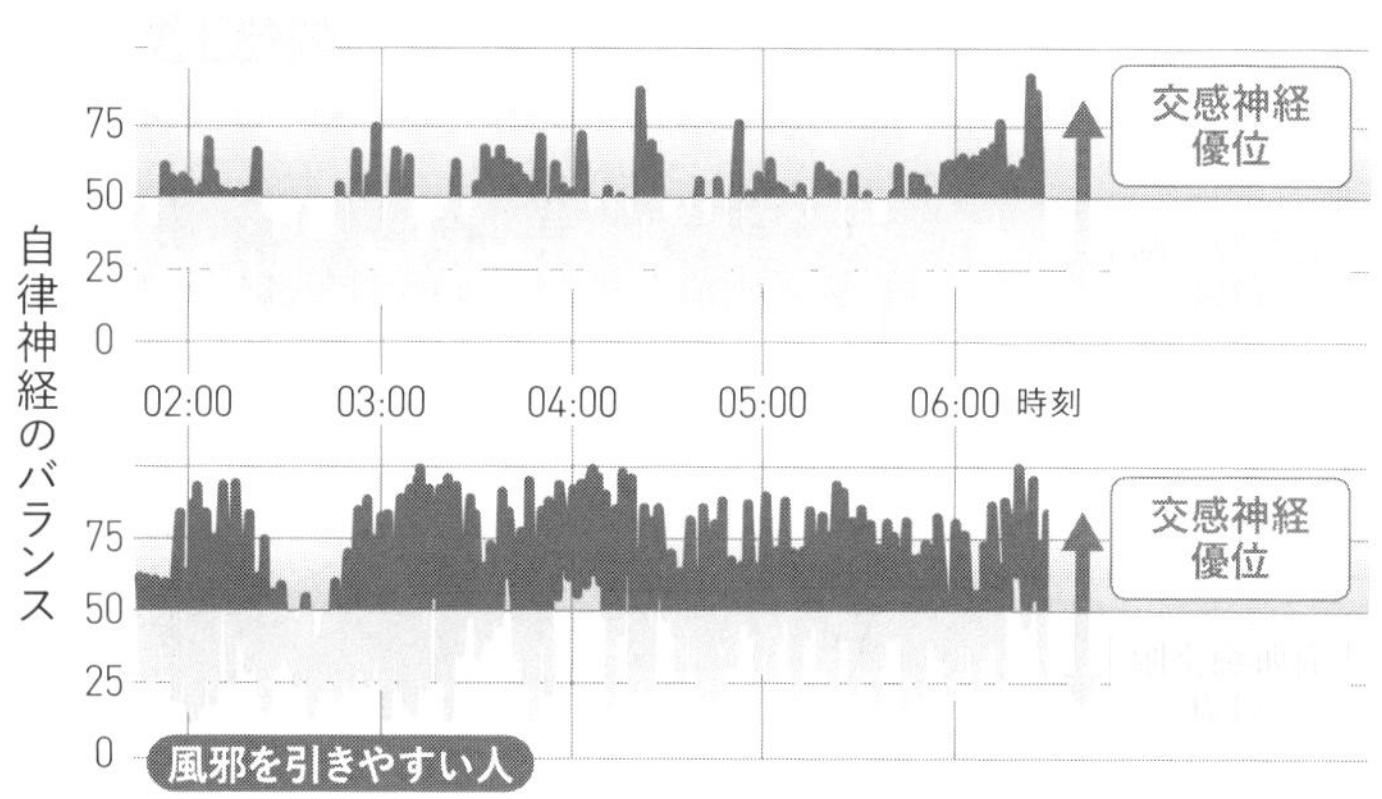

健康な人と風邪を引きやすい人の自律神経のバランスを計測し、睡眠中のデータを抽出。前者に比べ、後者は交感神経優位の時間がかなり長い

せん。少し余裕があった人もギリギリの生活を余儀なくされ、突発的な出費があると暮らしは立ち行かなくなるでしょう。**同様に体の維持に必要な酸素と栄養素、そしてウイルスや細菌と戦う免疫細胞が2〜3割届かないだけで、体は簡単にギリギリの状態に陥ってしまうのです。**

これを端的に示した実験があります。ハーバード大学での私の研究で、風邪を引きやすい人と健康な人の自律神経の変動を24時間計測し続けたのですが、風邪を引きやすい人は健康な人より、明らかに交感神経優位の時間が長いという結果が出ました。しかも副交感神経のはたらきが上がりにくい傾向もあり、これは交感神経が酷使され、自律神経が疲労状態にあることを示しています。

自律神経にもメンテナンスが必要だった

自律神経は、バランスがくずれやすいだけでなく疲労にもさらされがちです。

やらなければならないことを多数こなす私たちは、体を休める時間がどんどん短くなりました。**休めないのは自律神経も同様で疲れが溜まり、肝心な性能が落ちてしまうのです。実際に慢性疲労、やる気が出ない、うつっぽいなどとおっしゃる患者さんの多くに「自律神経の疲れ」が見られます。**

日本人の約60%が日ごろから疲れを感じており、そのうち40%近くが疲労感は6か月以上にわたり続いている（文部科学省疲労研究班、2004年調査結果）うえ、58・3%もの人が仕事や職業生活にストレスを感じている

自律神経の総合力、トータルパワーが低いと疲労感に襲われる

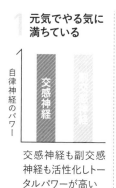

1 元気でやる気に満ちている

自律神経のパワー

交感神経

副交感神経

交感神経も副交感神経も活性化しトータルパワーが高い

2 アンバランスで不安定

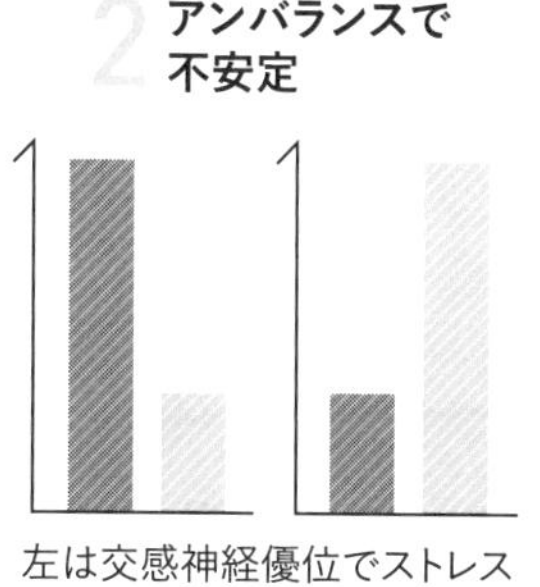

左は交感神経優位でストレス過多、右は副交感神経優位でやる気が低下

3 慢性疲労やうつ状態で集中力も低下

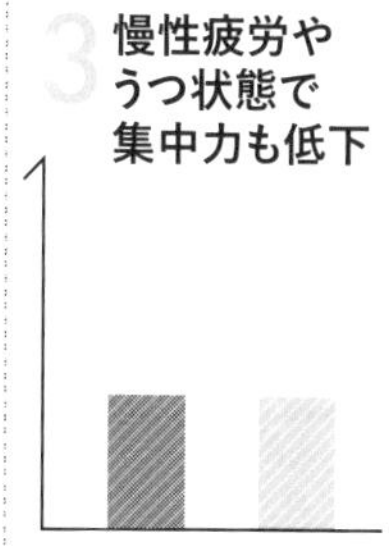

自律神経全体のはたらきが弱まり、トータルパワーが低い

（厚生労働省、２０１７年労働安全衛生調査）という報告を合わせると、生活のどこかに心身の疲労を増す要因があるはずです。たとえば前述のように、パソコンやスマートフォンなどのディスプレイを見ている時間が長ければ長いほど脳が刺激を受ける時間も長くなり、体はリラックスモードに切り替わりにくくなります。

もちろん忙しいほど交感神経優位の時間は長くなり、そのあいだは副交感神経の活動が抑えられるという偏った状態に。これは車で言うところの、ブレーキを踏まずアクセルを踏みっぱなしのようなものですから、体をうまくコントロールできなくなります。それだけではありません。

自律神経の力は30代、40代でガタ落ちする

交感神経ばかりが優位にあり続けるということは、全身のメンテナンスをす

るための副交感神経優位の時間が激減することを意味します。当然、神経細胞のメンテナンスも滞ることになって自律神経はますます疲弊し、本来の力を発揮できない状態になってしまうわけです。

自律神経の総合力を示すトータルパワーのピークは10代と言われ、ある年齢までくるとガクッと落ちます。男性は30代、女性は40代と考えられていますが、これはホルモンの分泌量が減って細胞の老化が進む時期ということもあり、自律神経の回復力は衰える一方に。しかも仕事では部下を抱え責任が増し、

自律神経のはたらきも加齢とともに低下する

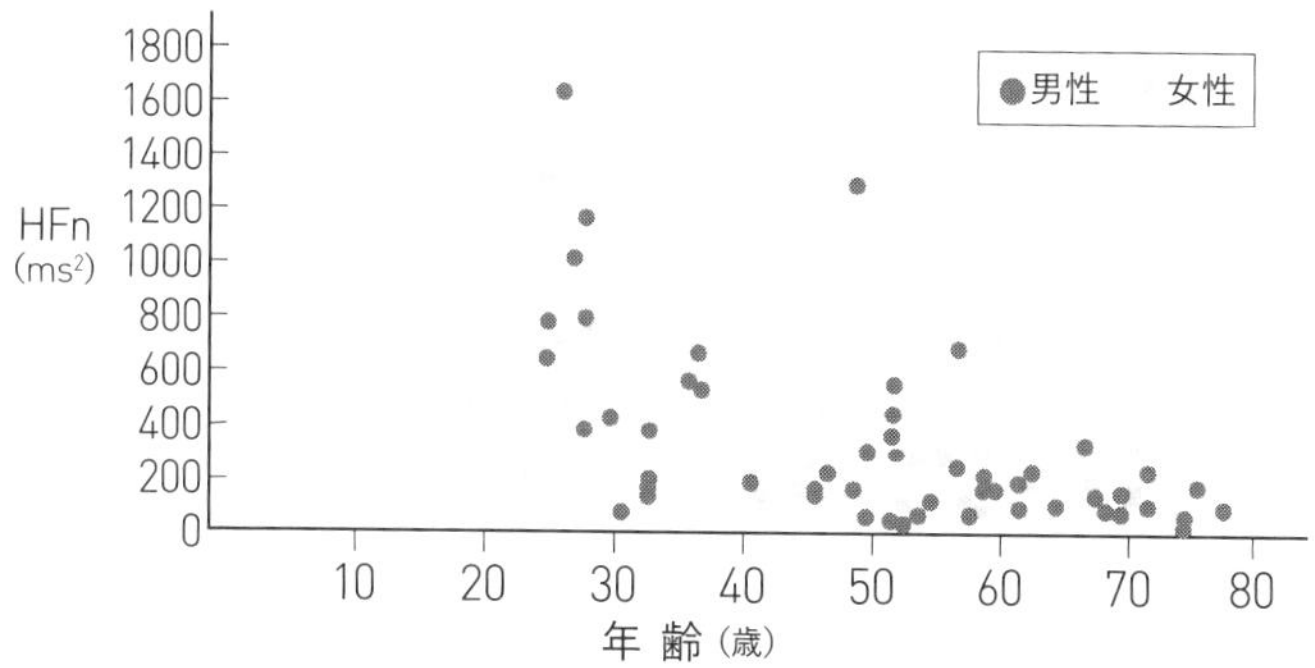

男女ともに20代までは副交感神経のはたらきが高い人が多いが、男性は30代、女性は40代あたりから全体的に、徐々に値が低下していく

Diurnal heart rate variability in healthy subjects : effects of aging and sex difference. Am J Physiol 1996；271 H303-H310より引用

プライベートでは育児などの悩みが並行することの多いタイミングです。このようなストレスが自律神経のパワーを加速度的に落としているのです。だとしたら一刻も早く休めたいところですが、基本的に自律神経は思いどおりにコントロールできません。

自律神経の機能を回復するには、まずはひと息おいてリラックスすること。**ウイルスを攻撃する免疫細胞のはたらきも、体がリラックスモードになる副交感神経優位のときに活発になります**。忙しい日々を過ごす私たちが、自律神経をメンテナンスしウイルスを倒す免疫機能を高めるには、ゆったりできる時間が必要です。

忙しいときほど、ふと立ち止まってゆったりしてみてください。

頭をフル回転させたら、ひと呼吸。心配事や不安でいっぱいなときこそ心も脳も休息が必要です。

自律神経は免疫細胞もコントロールする

chapter1でも触れたように、細菌やウイルスの侵入から私たちの体を守る免疫機能を、おもに担っているのは白血球です。白血球にはさまざまな種類があり、細菌などの比較的大きな外敵と戦う顆粒球、ウイルスなど比較的小さい外敵と戦うリンパ球、そしてマクロファージに大別されます。

自律神経は、このうち顆粒球とリンパ球の割合を調整する役割の担い手でもあります。交感神経は顆粒球を支配していて、交感神経が優位なときに顆粒球の割合が高くなります。また、副交感神経はリンパ球を支配していて、副交感神経が優位になるとリンパ球の割合が高くなります。

つまり、自律神経は免疫細胞の制御にも、とても大きな役割を果たしているのです。

を守る力が
に回復し始める

をゆるめる呼吸法とは——

chapter 3

ウイルスから体
すぐ

—— 横隔膜

横隔膜を動かせば自律神経をコントロールできる

――呼吸法には自律神経疲労を回復させる力がある

言いようのない不安や精神的ストレスを抱えていたり、せわしなく動きまわったりする生活を改めれば、自律神経のバランスは改善し疲労状態からも脱します。弱っていた免疫機能も回復し始めるでしょう。ただ、言うは易し行うは難しで、実際のところ生活習慣を大きく変えるのは難しいもの。私自身、どんなに研究が忙しくても診察を休むことは考えられません。でも、ご安心ください。その場で、今すぐに、自律神経のバランスを整える方法が一つだけあります。

鼻から深く息を吸って、ゆっくり、長く、鼻から吐き出してください。

これを何回か繰り返すだけで副交感神経のはたらきが高まり、短時間で自律神経のバランスは整ってきます。こう断言できる理由は、**自律神経のバランスやパワーは、心拍に生じるわずかなゆらぎで確認できるものだからです。**ゆらぎがあると副交感神経優位で、整然と波打つのが交感神経優位。具体的には、心拍のゆらぎを分析することで周波数変換し、その比率を計算することで交感神経と副交感神経のバランスやはたらきの強さがわかります。私の研究室でも、スマートフォンさえあればリアルタイムで測定できるアプリを開発しました。

「深く呼吸するだけで本当に自律神経の疲れが取れるの?」

こう思われるかもしれません。

ですが呼吸は、やり方次第でものすごい力を発揮します。**じつはお腹をふくらませたり凹ませたりする腹式呼吸は、無意識下ではたらき続ける自律神経に介入できる唯一の方法で、その秘密は横隔膜にあるのです。**

息を大きく吸ったり吐いたりすると、肺の下のほうにある横隔膜も動きます。

深い呼吸をすると横隔膜が動く

息を吐くとき

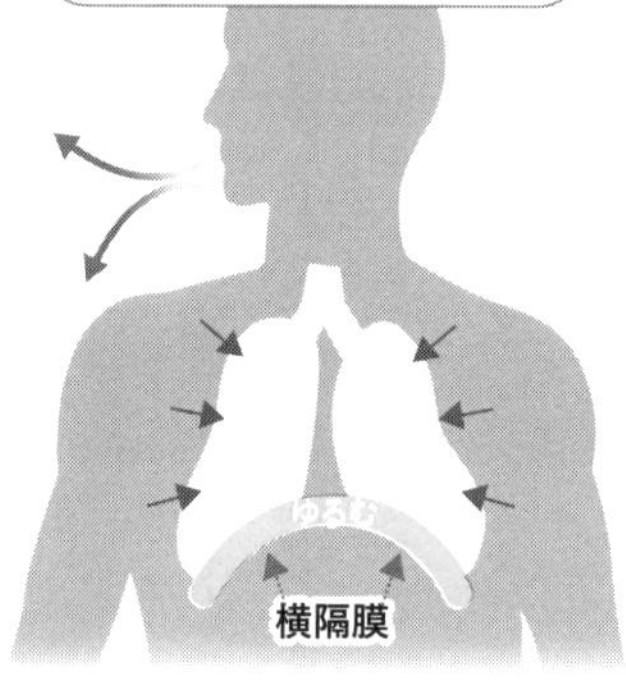

空気が出ていくと肺がしぼみ、横隔膜はゆるむ。横隔膜が弛緩しリラックスした状態となり、副交感神経優位になる

息を吸うとき

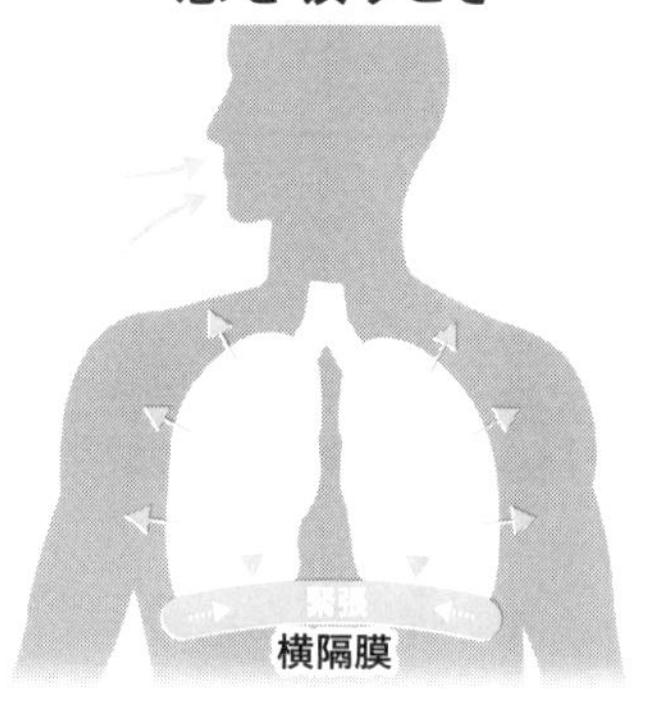

深く息を吸って肺がふくらむと、下部にある横隔膜が押し下げられる。この、横隔膜が収縮し緊張した時間が増すほど交感神経優位に

この**横隔膜には自律神経が張り巡らされていて、横隔膜が緊張すると交感神経優位、リラックスすると副交感神経が優位になる、いわば「自律神経スイッチ」のような役割を果たしています。**

もし精神的ストレスを感じているとしたら、交感神経優位が長く続いて自律神経のはたらきが落ちているおそれあり。そんなときは、お腹をしっかりふくらませて息を吸ってから、息をゆっくり吐きましょう。横隔膜がゆるんでいって、すぐに副交感神経優位になり始めます。

現代人の横隔膜はかなり弱っている

瞬時に、その場で交感神経のたかぶりを抑えて副交感神経を優位にする唯一の方法が、横隔膜をゆったり大きく動かしてゆるめること。これを最も簡単に実現するのが腹式呼吸です。ただ残念ながら現代人の多くは、この横隔膜をうまく動かせていません。

深い呼吸を習慣化できている一部の人以外は、**横隔膜は動きにくくなりがちで、必然的に動かす力も柔軟性も衰えています。肩を動かさないでいると肩が動きにくくなり肩こりになりやすいように、横隔膜も動かさないと動きが悪くなる傾向にあるのです。**では、どうすれば横隔膜がしっかりと動くようになるのでしょうか。

じつは横隔膜の動きと姿勢には密接な関係があります。姿勢が悪くなると、肺に空気を入れるためにはたらく横隔膜と胸郭の動きまで悪くなるからです。

姿勢を悪くする要因としては、まず長時間イスに腰掛けていたりスマートフォンを使い続けていたりすることで背すじが丸くなり、腰・頭・肩の位置がズレることが挙げられます。そのしくみをご説明しましょう。

深い呼吸をしないと横隔膜は動かなくなっていく

背すじが丸くなると骨盤が後傾し、横隔膜が下から押さえつけられるようになって動きにくくなります。そして頭が前に出ると、肺を取り囲む胸郭が上から押さえられ、肩の位置が前に出て左右から押さえつけられるような状態に。こうして**上下左右から動きを制限された横隔膜と胸郭はどんどん動きにくくなり、深い呼吸ができなくなっていくのです。**

さらに活動量の低下が追い打ちをかけます。私たちの暮らしが便利になり活動量が減ったことで、息を弾ませるような機会は激減しました。そうすると呼吸で使われる筋肉が衰え、深い呼吸ができなくなります。浅い呼吸ばかりになると横隔膜が動く機会が減り、さらに衰えて動きは悪くなるのです。

基本的に、浅い呼吸をすると胸がふくらむ胸式呼吸に、深い呼吸をするとお

横隔膜と胸郭の動きは姿勢に影響される

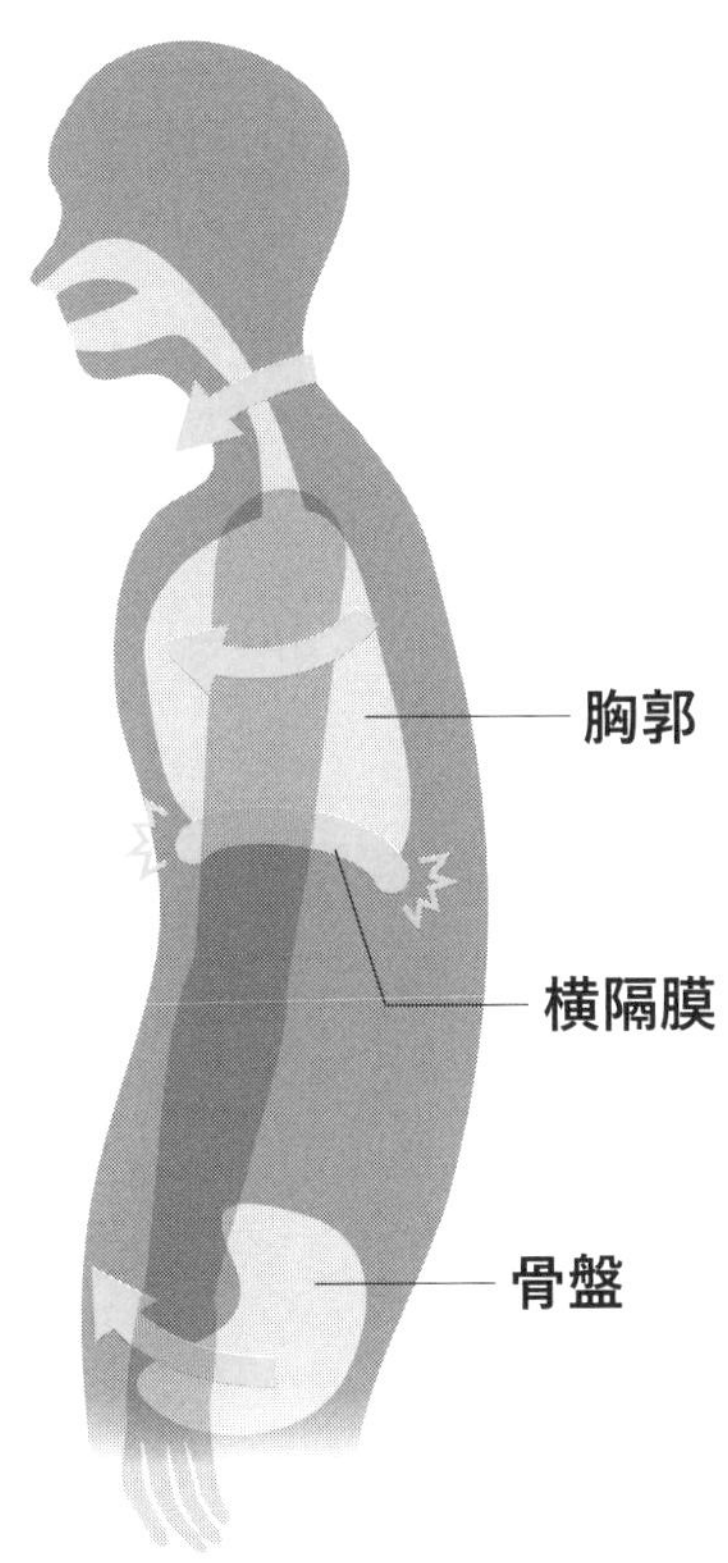

頭や肩の位置、骨盤の傾きによって呼吸に使われる胸郭や横隔膜の動きが制限されてしまう

腹が動く腹式呼吸になります。この2つと自律神経の関係は以下のとおりです。

肺を取り囲む胸郭をメインに使う胸式呼吸は、交感神経のはたらきを活発にします。まず横隔膜を使えないぶん深く息を吸えなくなり、呼吸では補助的に使われる筋肉まで使って大きく息を吸おうとするように。この動作には疲労を溜まりやすくするマイナスの効果があります。さらに精神的ストレスなどで呼吸が浅くなると、たくさん吸えないぶん回数ばかりが増え、体は疲れ果てて緊張状態に陥っていくのです。

腹式呼吸が副交感神経のはたらきを高める

逆に、お腹をふくらませたり凹ませたりして横隔膜を大きく動かす腹式呼吸は、副交感神経のはたらきを高めます。胸式呼吸に比べ横隔膜をゆったり動かせるため、自律神経のスイッチでもある横隔膜がしっかりゆるむからです。

息をゆっくり吐いて、お腹を絞るイメージでしっかりと凹ませると、横隔膜はよくゆるみます。**お腹がふくらむように息を深く吸って横隔膜をしっかりと押し下げ、吐くときはゆっくり吐いて横隔膜をゆるめるのがポイントです。**

①腹式呼吸をする　②息をゆっくり吐く　の2つさえ押さえられれば、横隔膜を大きく動かす基本はできています。

ハーバード大学でも検証した具体的な呼吸法はのちほどご説明しますが、まずは「ゆっくり吐く」を大事にしてください。手足の冷えが気になったら、ひと呼吸。これだけで副交感神経のはたらきが回復して毛細血管は開きます。実践した多くの患者さんからも「数回の腹式呼吸で手先がじんわり温かくなった」「指先まで血が通う感じがする」など、お褒めの言葉をいただきました。

血液の巡りがよくなれば皮膚も健康になって、ウイルスの侵入を防ぐ物理的バリアは強化されますし、低下していた免疫機能も回復します。これはウイルスを倒してくれる免疫細胞が体のすみずみまで行き渡るようになり、免疫機能全体が強化されるからです。不安なときはもちろん、緊張しているときやイライラしているとき、怒りが抑えられないときも、ゆったり長く息を吐く呼吸を心がけましょう。自律神経の作用で冷静さを取り戻せます。

ちなみに**横隔膜には「膜」という漢字がついていますが、腕や脚の筋肉と同じ随意筋です。だから大きく動かす習慣がないと、動かすための神経伝達が悪くなって動かしにくくなります**。それゆえ横隔膜の動きが悪い人は、まずは「動かすことに慣れる」意識が必要です。何度でも、気づいたときにゆったり長く息を吐くことを繰り返してみてください。

いつでも、どこでも、すぐに、リラックスしてウイルスから体を守る力を回復するためにも、腹式呼吸を練習しておくといいでしょう。お腹に手を当てて、吸って吐く、吸って吐く、を繰り返しながら、お腹がふくらんだり凹んだりするのを確かめるとコツをつかみやすいはずです。最初はうまくいかなくてもかならずできるようになるので、安心して取り組んでください。

世界のエリートが注目する呼吸法の驚くべき効果

こうした呼吸法に早くから注目し積極的に実践しているのが、世界のビジネスエリートやアスリートたちです。GoogleやAppleなどの有名企業が取り入れていることで話題のマインドフルネスも、ベースには呼吸法があります。私がアドバイスをしているアスリートもベストパフォーマンスを引き出すための呼吸法を実践し、すばらしい成果を挙げました。2020年の箱根駅伝では青山学院大学が優勝しましたが、選手たちが私の考案した呼吸法を取り入れたことで当日のパフォーマンスに好影響を与えただけでなく、それ以前から風邪を引くなどの体調不良が激減し良質な練習を継続できていたのです。

たとえば当時主将だった鈴木塁人(たかと)選手は体調をくずしやすい、つまり免疫機能が低下していた時期がありました。重要なレースが目白押しの冬にはインフルエンザやノロウイルスに感染することもあり、感染するとレースにも練習にも支障をきたします。

私が青山学院大学の選手たちにアドバイスを始めるようになってすぐに、彼らの血液成分や脳波、自律神経のバランスやトータルパワー、毛細血管や骨の状態など測定しました。鈴木選手は当初、自律神経のバランスが交感神経優位に傾きトータルパワーもかなり低めの傾向にありました。つまり多くの不調がちな現代人と同じように、自律神経疲労状態に陥っていたのです。

彼と同年代のトータルパワーを平均すると900程度という数値になりますが、鈴木選手は730程度と平均を2割も下回る結果でした。毛細血管の状態も、この年齢にしては悪く途切れ途切れで、いわゆる「ゴースト化」。さらに診察で生活習慣を確認すると、睡眠時間は5~6時間と少なめで朝食を摂らない日もあるとのことでした。

さっそく呼吸法を始めてもらい1か月に1回のチェックを始めると、まず自律神経のバランスが改善され、2か月ごとにトータルパワーが800、900、1200と急上昇しました。その過程で睡眠を7～8時間確保し朝食も摂るようにと指導したところ、指導をきっちり守った彼は、その後はインフルエンザどころか風邪すら引かなくなりました。もちろん毛細血管も、きれいに血液が流れる状態に改善されています。ほかにも**メジャーリーガーやプロ野球選手、Jリーガー、ラグビー日本代表選手、力士などさまざまなプロアスリートにも同様の指導をし、大きな成果を得ています。**

「若いアスリートだからできるんでしょ」

と思われたかもしれませんが、ご安心ください。40代や50代の患者さんでも、呼吸法を習慣化しただけで毛細血管の状態は確実によくなり、睡眠の質も高まって慢性的な疲労感も軽減された方は大勢います。

ヨガや瞑想法の手法として長い歴史をもつ呼吸法は、ストレスフルな現代社会において、その効果への期待が高まるばかりです。

自律神経疲労を一気に回復させ免疫機能を高める秘策

——横隔膜がゆるむ時間を増やすと体はどんどん変わる

自律神経を整えて免疫機能を少し回復させるだけなら、ゆったりとした腹式呼吸を繰り返せばいいのですが、より高い効果を狙うなら根来式免疫機能アップ呼吸法をおすすめします。

やり方は簡単です。その場で副交感神経のはたらきが高まる「4・4・8呼吸法」を日中に適宜行い、毛細血管の血流とリンパの流れを改善する「リンパを流す呼吸法」を1日1回行いましょう。この組み合わせを「根来式免疫機能アップ呼吸法」と呼んでいます。

まずは4・4・8呼吸法のやり方です。**4秒かけて鼻から息を吸い、4秒息**

を止め、8秒かけて鼻から吐き出すようにしてください。早ければ呼吸法の最中から、多くの方は30秒程度で副交感神経のはたらきが高まります。

これほどの効果が得られるのは、この呼吸法が人体のメカニズムをもとに自律神経や脳波を測定し、その解析結果をもとに開発したものだからです。

4・4・8のリズムが副交感神経優位へと導く

呼吸法にはたくさんの種類があり、古くから伝わってきたものや経験的に気持ちを落ち着ける効果が知られたものなどがあります。私はこれらの効果を科学的に検証するため、呼吸法をいくつかのグループに分類してそれぞれの基本パターンを抽出し、実践中の自律神経や脳波の動きを測定しました。その中から明らかな効果が確認できたものを整理し、医学・生理学的な理論での裏づけをしながら、最も実践しやすい秒数や回数を割り出していきました。

呼吸法の種類で自律神経の動きは変わる

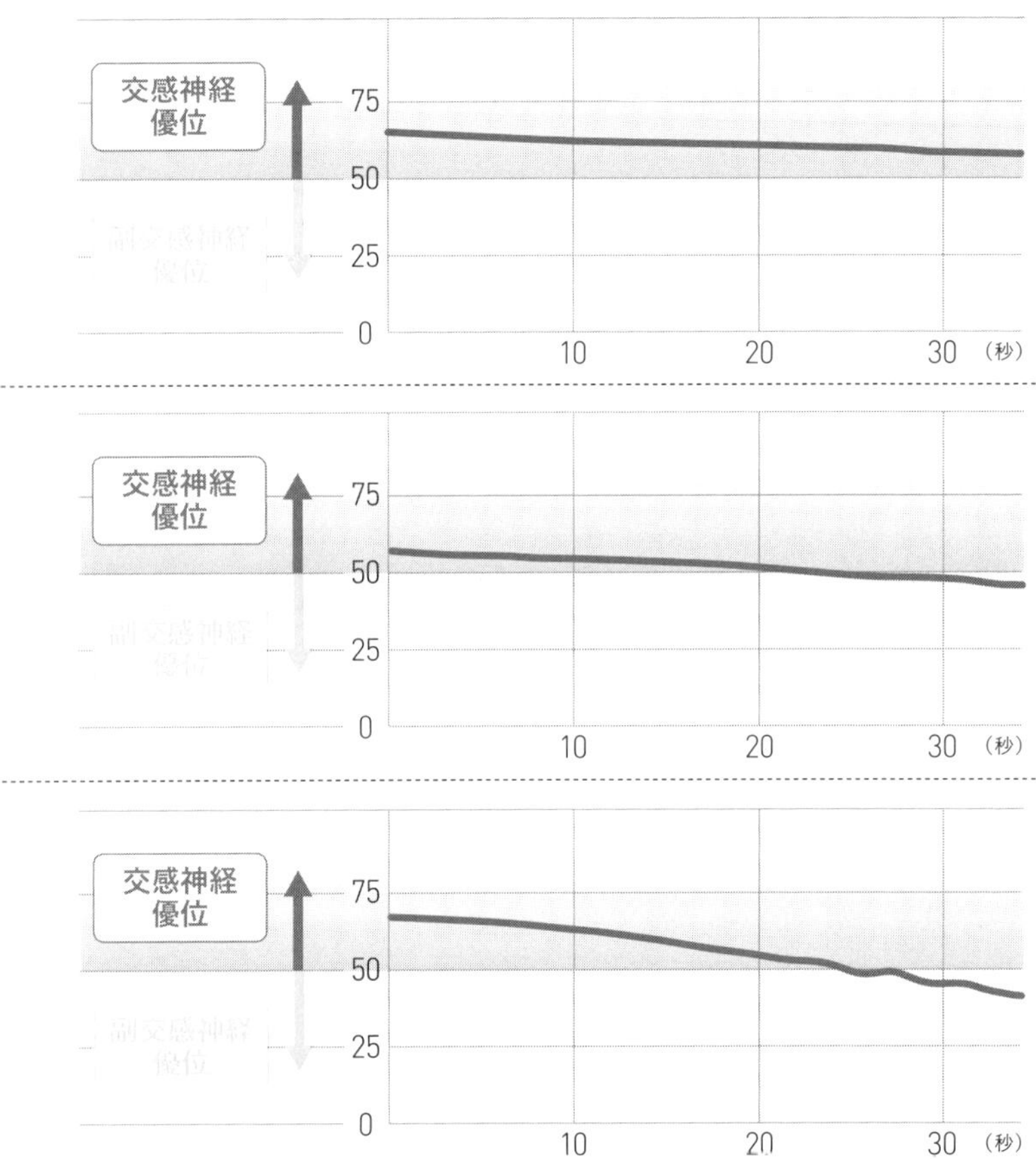

ここでは、わかりやすいかたちで自律神経のバランスが変動した典型例を示す。多少個人差があり、かなり強いストレスにさらされていたりホルモン分泌の状態が悪かったりすると、すぐには変化が見られない人もいれば、いったん副交感神経優位になっても戻りやすい人もいる。そのような場合でも、正しい呼吸法のやり方を覚え習慣化できるようになれば1分以内に効果が出やすくなる

1 自然な呼吸

自然な呼吸を30秒間程度繰り返してから、自律神経の変動を30秒間測定。ごくわずかに自律神経のバランスが交感神経優位から副交感神経優位に傾いているが、誤差の範囲

2 5秒吸って5秒吐く

5秒かけて息を吸い、5秒かけて吐く胸式呼吸を30秒間程度繰り返してから自律神経の変動を30秒間測定。適度に交感神経を活性化させ副交感神経のはたらきも高まった状態。脳波も集中している状態が示された

3 4秒吸って4秒息を止め、8秒かけて吐く

リラックスした姿勢で4秒息を吸い、4秒息を止め、8秒かけて息を吐いていく腹式呼吸を30秒程度繰り返してから、自律神経の変動を30秒間測定。強いストレスがかかっていることを示す交感神経優位の状態から副交感神経優位のリラックスした状態に、わずか30秒で切り替わっている

右に示したのは、呼吸によって生じた自律神経の変化です。

呼吸には「吐く」「吸う」「止める」という動作に加えリズムがあり、さらに胸式呼吸か腹式呼吸かの違いも加わって多種多様なパターンがあります。傾向としては、基本的には胸式呼吸でリズムが速いほど交感神経優位になり、腹式呼吸でリズムがゆったりしているほど副交感神経優位に。ただ、あまり速いリ

ズムだと疲れてしまいますし、ゆったりすぎても息が苦しくなります。また、お腹をしっかり動かす腹式呼吸が難しい方がいることも考え、呼吸法の絞り込みをしていきました。

こうして導き出した呼吸法の一つが4・4・8のリズムで行う呼吸法です。交感神経が優位になりがちな現代社会で、私たちが免疫機能を高めるには副交感神経を優位にすべきなので、息を吐く秒数を吸う秒数の倍にしました。吐く息を長くすることで自律神経が集中している横隔膜がゆるみ、必然的に副交感神経が優位になるからです。

酸素は足りているのに二酸化炭素が足りない?

吸ってから吐くまでのあいだの、いったん息を止めるステップにも重要な意味があります。息を止めるのは二酸化炭素を「吐きすぎない」ためです。こう申し上げると「酸素を吸って二酸化炭素を吐き出すのが呼吸」と教わった方は疑問に思うかもしれません。実際、多くの人は酸素を取り込むことが大切で不要な二酸化炭素は早く吐き出すべきと思われているでしょう。しかし、じつは**100年以上前に発見されたボーア効果という理論により「細胞にしっかり酸素を届けるには一定の二酸化炭素が必要」と判明しています。**

肺に吸い込んだ酸素は血液に取り込まれ、血流に乗って全身の細胞へと届けられますが、このとき酸素は赤血球のヘモグロビンと結びついた状態です。たとえ酸素を必要とする細胞に到着したとしても、切り離さないかぎり渡せません。そして切り離すには、その周囲の組織の活動が多いことを示す二酸化炭素の濃度が必要とされます。これがボーア効果です。

呼吸が浅くなりがちな現代人は、酸素よりむしろ二酸化炭素が不足する傾向にあります。これは浅い呼吸を何度も繰り返すことで二酸化炭素が必要以上に吐き出され、体内での二酸化炭素濃度が下がるからです。しかも運動などで定期的に酸素を消費していなければ、なおさらこの傾向が強まります。だから呼吸をいったん止めて二酸化炭素をキープすることが有効なのです。

また、低酸素の環境のほうがウイルスを倒すリンパ球は活性化することもわかっているので、免疫機能を直接的に高める意味でも、4秒呼吸を止めるステップは重要です。

そもそも、ほとんどの人は普通に生活していれば酸素の量は足りています。血液中に酸素が足りているかを示す酸素飽和度という指標では、よほどの重病でないかぎり値が90％を割ることはありません。

新型コロナウイルス感染症では、自覚症状がないまま酸素飽和度が低下して急激な症状悪化を呼ぶ「サイレント肺炎」が話題になりましたが、不安な方は平常時の1分間の呼吸数を数えておきましょう。酸素飽和度が下がると呼吸数が増えます。特に運動などをしていないのに明らかに呼吸数が増えたときは、注意が必要です。

呼吸の回数が増えると免疫機能は低下する

あなたは1分間に何回、呼吸をしているかご存じですか。

1回16秒でできる4・4・8のリズムなら、1分間の呼吸数は約4回です。一般的な1分間の呼吸数は12～20回なので、かなり少ないですが、このリズムだとゆったりした腹式呼吸になるため副交感神経が優位になっていきます。最近はテレワークも増え、つねにスマートフォンやパソコンに向き合うことで呼吸が浅くなり回数も増えてしまう人が急増しました。そうすると交感神経優位が長時間続くため、自律神経は慢性的な疲労状態から脱せません。

4・4・8のリズムは、浅く速くなりがちな呼吸を減らし、ゆったりとした息づかいに変えるのにうってつけです。

ストレスを感じたり、充分な休憩を取れなかったりして免疫機能が下がっている気がしたら、こまめに4・4・8のリズムで行う根来式免疫機能アップ呼吸法①を繰り返してみましょう。たった1分でも副交感神経が優位になる即効性が、この呼吸法の魅力です。

そして、この呼吸法の効果は、その場のみにとどまりません。実験では90分近く副交感神経のはたらきが上がった人もいました。ということは数時間おきに行えば、交感神経のはたらきが上がりっぱなしになることで起こる自

呼吸法の直後から副交感神経が上がる

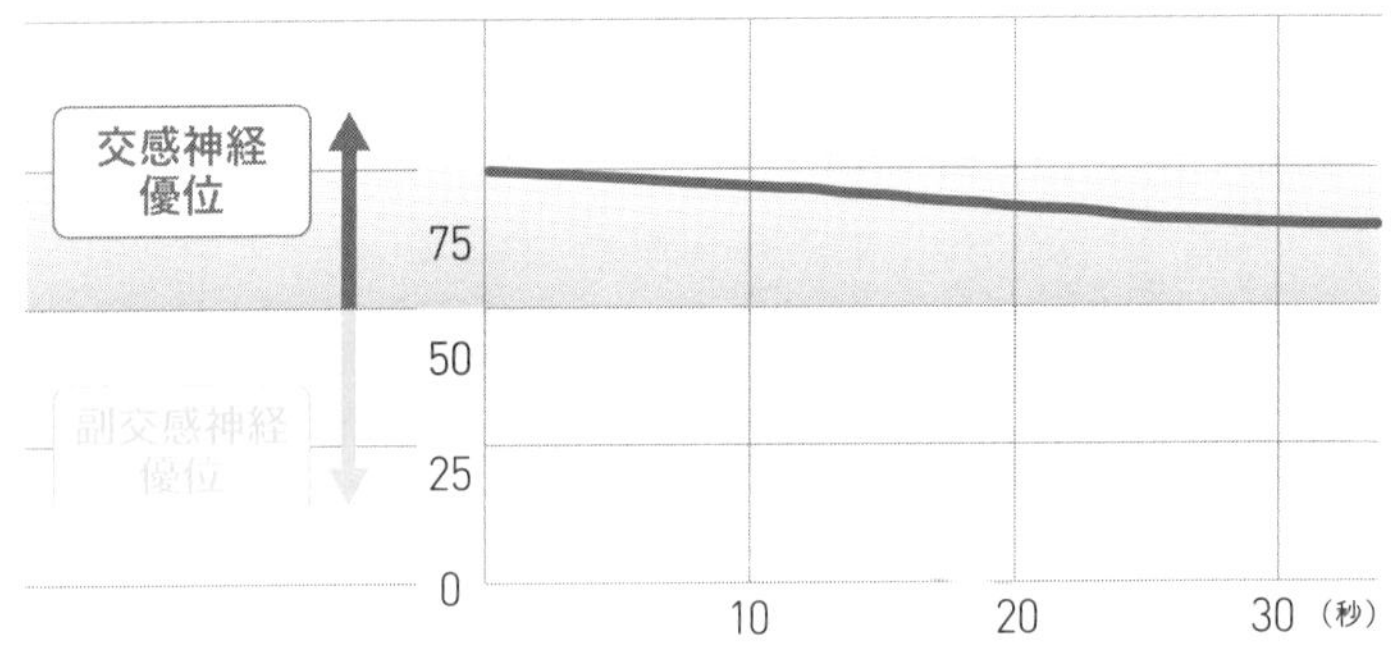

強いストレスのかかった状態で、かなり交感神経が優位であることを示す75という数値が、30秒ほど4・4・8呼吸法を行い、その後わずか30秒のあいだに63になるまで副交感神経のはたらきが上がった

律神経疲労を軽減できます。日中の副交感神経のはたらきを底上げすることで、低下していた免疫機能が回復し始めるのです。

待機していたリンパ球まで一気に流れだす

この呼吸法に組み合わせるのが、根来式免疫機能アップ呼吸法②「リンパを流す呼吸法」です。仰向けに寝て行うので、まず下肢が重力から解放されてリンパが流れやすくなります。さらに姿勢を正す筋肉を使わなくてすむぶんリラックスして行え、ひざを軽く曲げていることでお腹まわりがゆるむため、横隔膜を使った呼吸がしやすくなる効果も得られます。

最も重要なのが、横隔膜の近くにある乳糜槽（にゅうびそう）というリンパの貯留槽にほどよい圧がかかって、リンパ液がスムーズに流れるようになる効果です。リンパ液が流れやすい姿勢でお腹をしっかり凹ませるこの呼吸法がうまくいくと、横隔膜がよく動きます。その動きがリンパ管の集中する乳糜槽を刺激するのです。私の研究室での実験でも、溜まっていたドロドロのリンパ液が流れ出すのを確認しました。

乳糜槽からリンパ液の排出口である左鎖骨の静脈まではリンパ節がないので、溜まっていたリンパ液が一気に流れます。この動きによって全身のリンパ液の流れが改善し、リンパ節に待機していたリンパ球が巡りだすため、ウイルスなどの病原体を倒しやすい体内環境が整うのです。

むくみや冷えが気になる人ほど、ここにリンパ液が滞っているので、この呼吸法の習慣化はむくみや冷えに由来する不調の解消にも役立ちます。

寝る前に行う呼吸法は免疫機能をアップさせる

根来式免疫機能アップ呼吸法①は、仕事や家事、勉強が忙しいときや疲れているときなどに行っていただくのが効果的です。どのタイミングでも1分〜数分ほど繰り返すといいでしょう。根来式免疫機能アップ呼吸法②も、どんなタイミングで行ってもいいですが、特に寝る前の時間帯にゆっくり数分行い、そのまま眠りにつくとよい睡眠が得られます。

どちらの呼吸法もリラックスして行うことが大事です。うまくできない人も焦らず続けて、ゆったり長く息を吐けるようになりましょう。

私もだいたい90分に一度4・4・8呼吸法を1分〜数分程度行い、さらに体の状態に合わせてさまざまな呼吸法を行います。そして睡眠前にリンパを流す呼吸法をすることで、忙しい日々を乗り越えています。

実践

根来式
免疫機能アップ呼吸法

① 4・4・8呼吸法

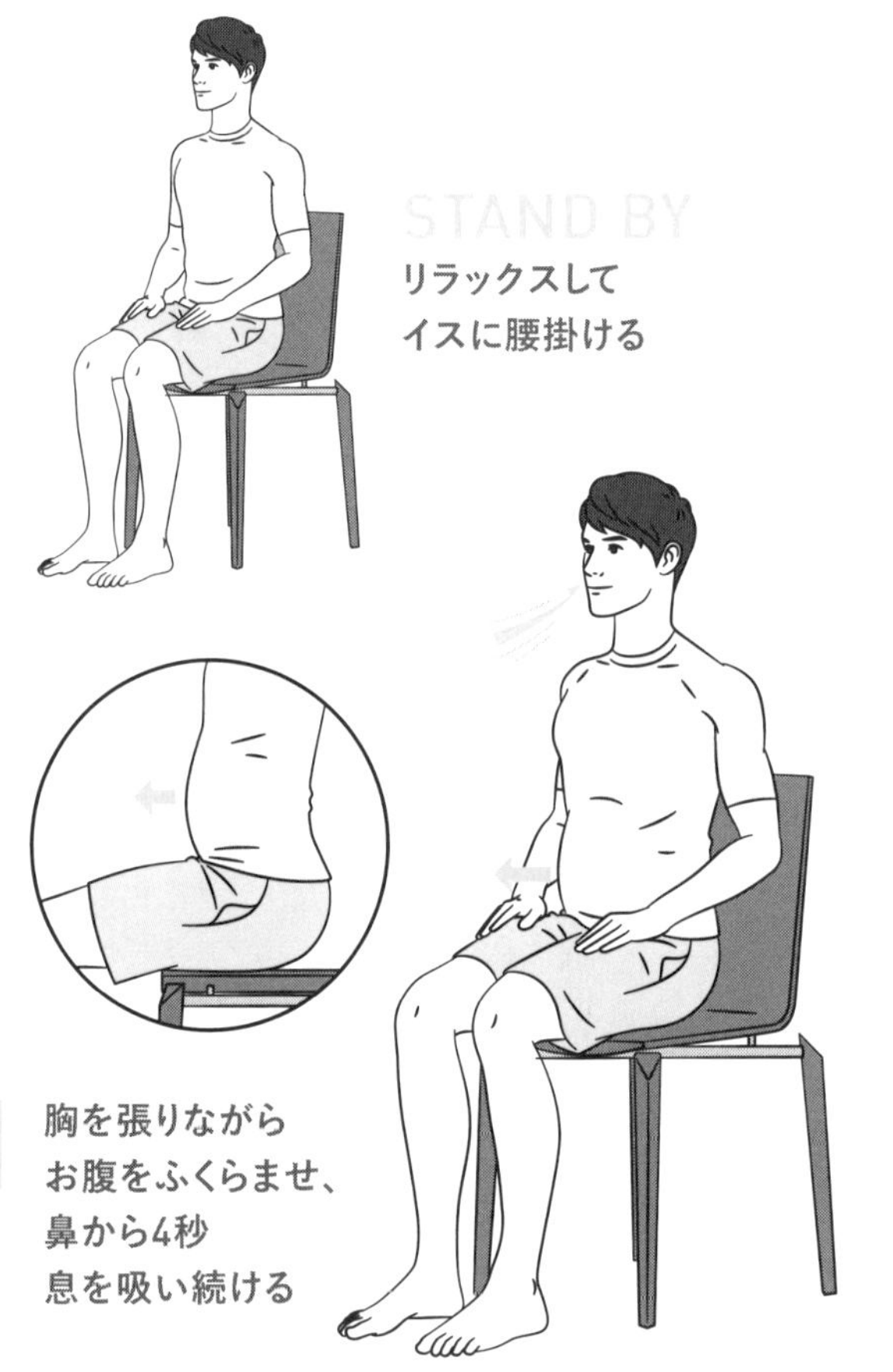

STAND BY
リラックスして
イスに腰掛ける
1
胸を張りながら
お腹をふくらませ、
鼻から4秒
息を吸い続ける

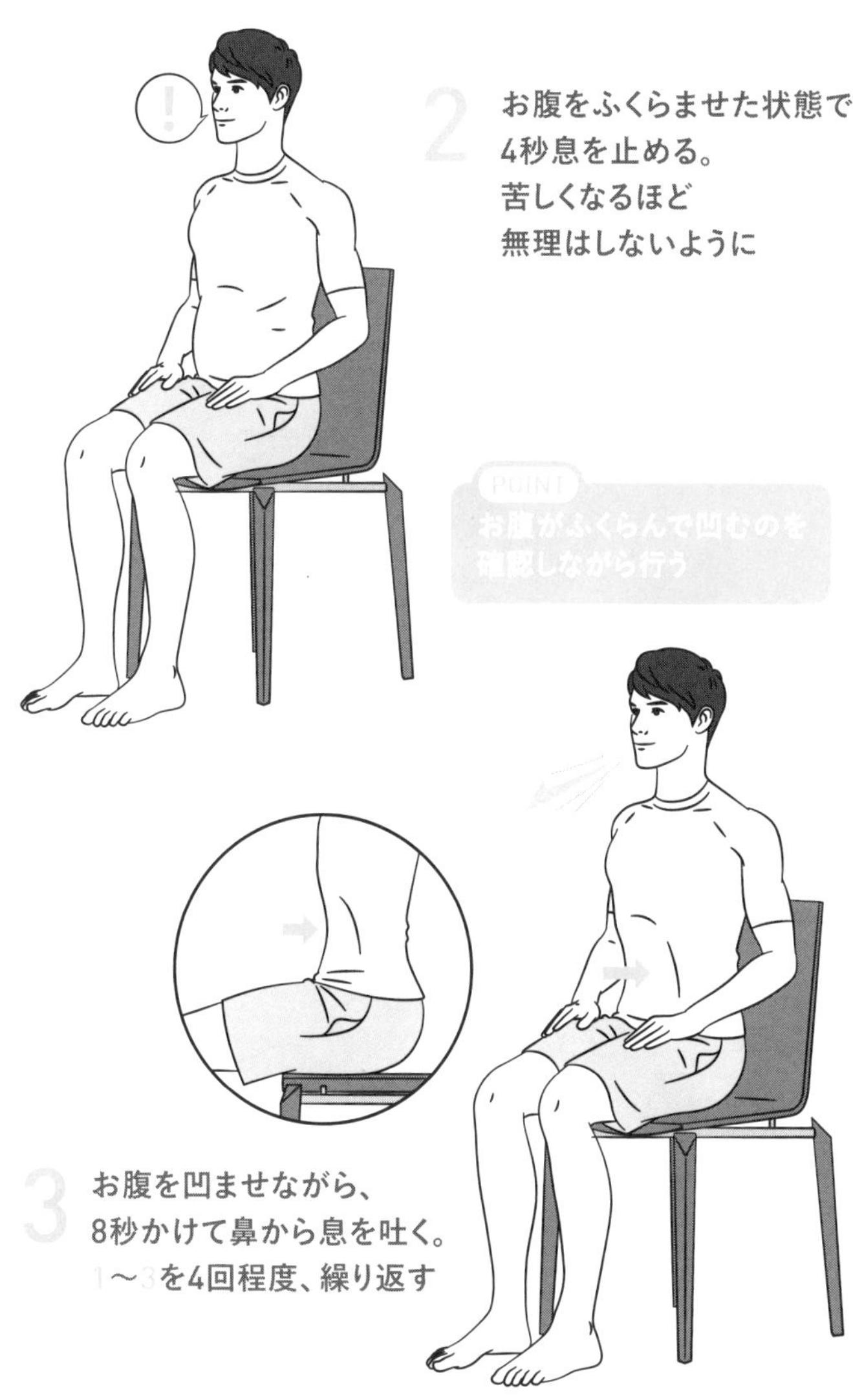

2 お腹をふくらませた状態で
4秒息を止める。
苦しくなるほど
無理はしないように

POINT
お腹がふくらんで凹むのを
確認しながら行う

3 お腹を凹ませながら、
8秒かけて鼻から息を吐く。
1～3を4回程度、繰り返す

実践

根来式 免疫機能アップ呼吸法

②リンパを流す呼吸法

STAND BY

仰向けになり、手のひらを
お腹に当ててひざを立てる

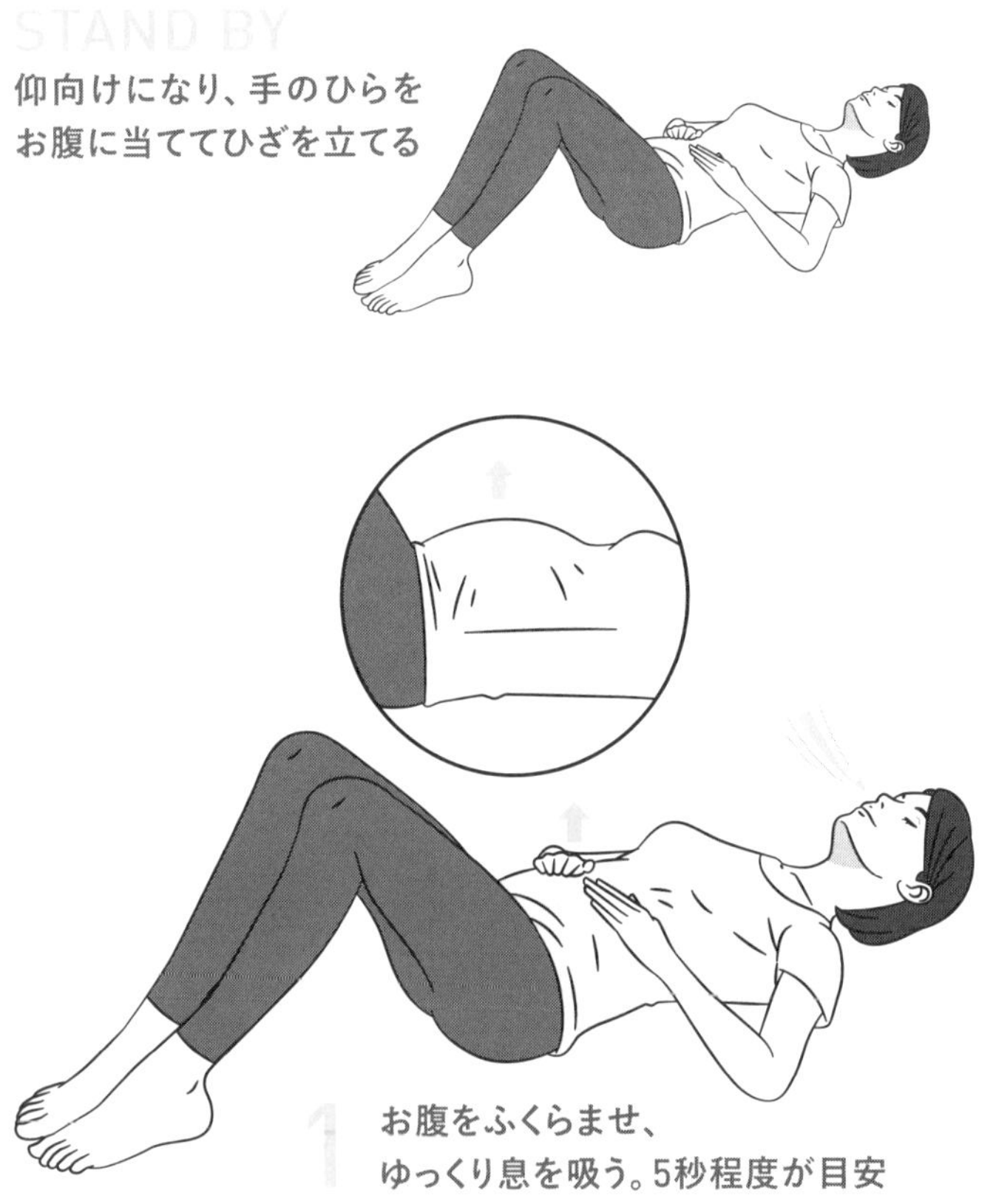

1 お腹をふくらませ、
ゆっくり息を吸う。5秒程度が目安

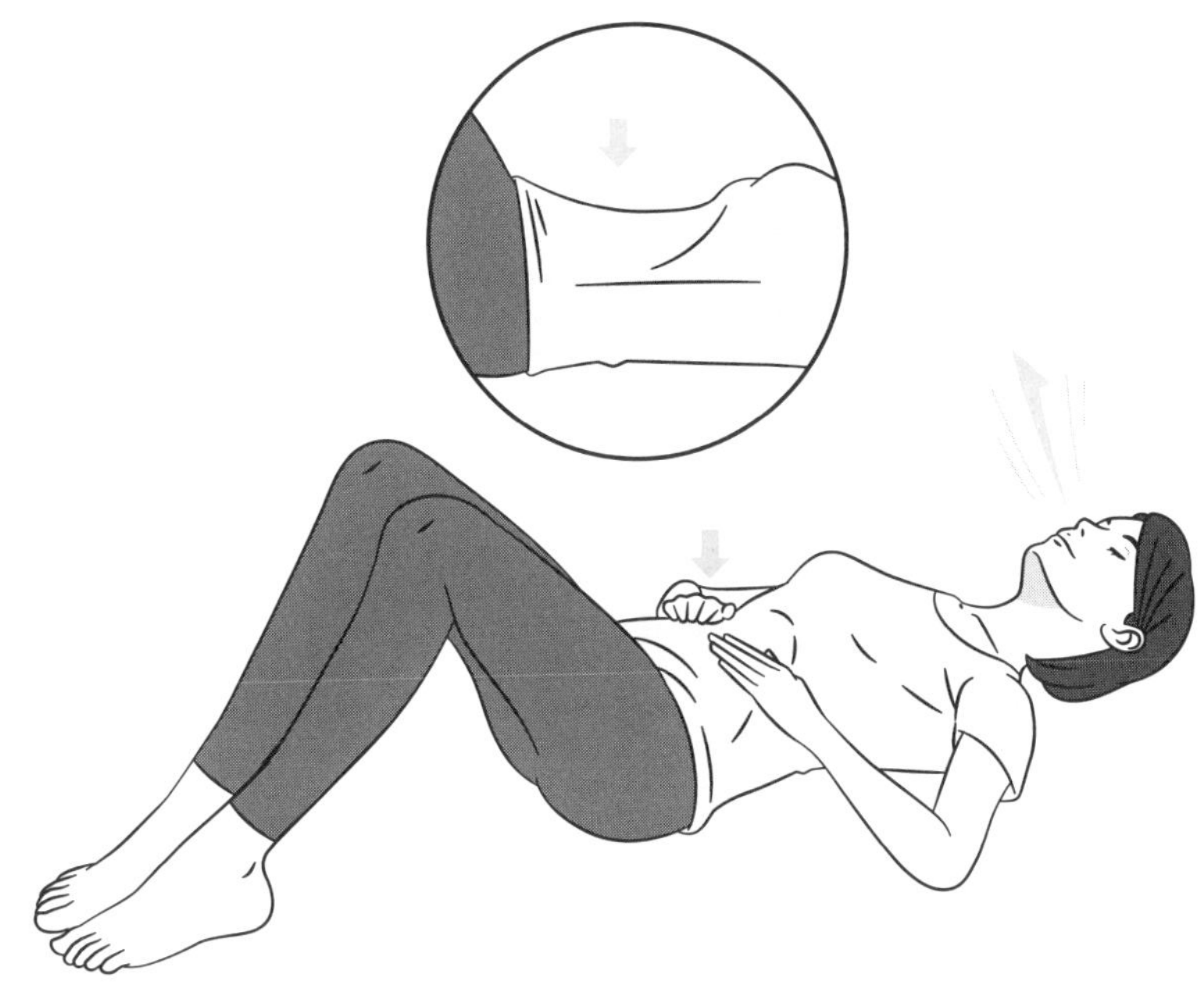

2 お腹が凹むのを確認しながら、
ゆっくり時間をかけて息を吐く。10秒程度が目安。
1～2を、気持ちが落ち着くまで繰り返す

口呼吸は外敵をのどに呼び込む最悪のクセ

——呼吸が浅くなり疲労を呼び寄せる

ところで、あなたは普段ずっと鼻で呼吸できていますか。

免疫機能のことを考えると、じつは口呼吸にはデメリットしかありません。

まず、鼻から吸った空気が肺にたどり着くまでに通過するはずのフィルターが無効になります。**通常は空気中のウイルスや細菌、ほこりなどを鼻でとらえていますが、口で息を吸うと、すべてがダイレクトにのどの奥まで入るように。**

これは、せっかく体に備わっているウイルスから体を守るバリアを活用できなくなってしまうということです。自分が口呼吸をしているかわからないという方は、次の項目をチェックしてみてください。

・無意識のうちに口を開けていることが多い
・食事のときに、くちゃくちゃと音を立てる
・寝起きにのどが渇いている
・口臭が気になることがある
・のどが渇きやすい
・寝ているときに、いびきや歯ぎしりをする
・唇が乾燥して荒れやすい

3つ以上当てはまるようなら、口呼吸のおそれあり。口を閉じることを意識し鼻で呼吸をする習慣を身につけましょう。口呼吸は、本来は走ったあとなど、消費した酸素をより早く体に取り入れたいときなどに限定すべきです。

この口呼吸の人が増えている背景にも、やはり姿勢の悪さがあります。パソコンやスマートフォンを使う時間が増えると、背中が丸まってあごを突き出した姿勢になりがちです。だから口が開いたままになりやすいのです。この場合、

口呼吸かつ呼吸が浅く回数まで増えるという最悪の状態なので、交感神経優位が続きがちになるとともに「細胞呼吸」の効率も低下してしまいます。

口呼吸を正す簡単な習慣が、鼻歌（ハミング）です。呼吸をスムーズにする一酸化窒素が15倍も多く生成されるという報告もあるように、普通に呼吸するよりも血管や気道が広がりやすくなります。ほかにも、鼻呼吸の習慣がつきやすいうえ腹式呼吸の訓練にもなるなど、いいことずくめの習慣です。

パフォーマンスを向上させる呼吸法もある

このchapterでは低下した免疫機能を瞬時に、その場で回復させ始めるための方法として2つの呼吸法を取り上げましたが、もちろん別の呼吸法で交感神経も適度に高めて異なる効果を得ることも可能です。「集中して作業をしたい」「テンションを上げたい」というときは、吸って吐く、吸って吐くを1対1の比率で繰り返す呼吸法がおすすめです。ただし腹式呼吸ではなく、胸をふくらませる胸式呼吸で行いましょう。浅めの呼吸で交感神経のスイッチを入れつつ規則正しく繰り返すことで暴走を防ぎ、集中力を保ちます。体のアクセルを踏んで臨戦態勢を整えるイメージです。

この呼吸法は、私が指導する海外のトップアスリートがベストパフォーマンスを引き出す工夫の一つとして活用しています。たとえばメジャーリーグで活躍するある投手の場合、試合当日は朝からこの呼吸法を行います。試合開始後は自律神経の状態をリアルタイムで見ながら状態に応じて、交感神経ないしは副交感神経のはたらきを上げる呼吸法で集中力を高めていくのです。

自分の意思では操れなかった自律神経も、呼吸法を使えばコントロール可能になります。集中力を高めたいとき、気持ちを落ち着けたいとき、そのときどきに応じて一瞬で体とメンタルを整えられる。それが呼吸法のすごさです。

1．筋トレ＋有酸素運動を適度に行う

運動は、体温を上げ血流をよくして免疫機能をアップさせるのに最適です。しかし度を越すと心身のストレスになり、交感神経が過剰に高ぶるため逆効果に。ほどほどにして毎日少しずつ続けるほうが効果的です。目安は、有酸素運動とセットにして「筋トレ5分＋有酸素運動15分」の計20分程度。この程度なら過度の負担もかかりません。

強い負荷のかかった筋トレをすると筋肉の回復に2日間かかるので、腕立て伏せ、腹筋＋背筋、スクワットなどを日替わりで行いましょう。有酸素運動はウォーキングがおすすめです。道具が必要なく、どの年代でも手軽に取り組めるからです。適度な筋トレと有酸素運動を行えば血液循環がよくなり、毛細血管への血流アップにより免疫細胞が体のすみずみまでパトロール可能になります。また、成長ホルモンの分泌が促進されるので、睡眠中の体のメンテナンスがより効果的に行われ免疫機能が高まります。

2. 90分に一度、休憩をする

適度な緊張は集中力を高めパフォーマンスを上げることにつながりますが、あまり長く続くと脳に疲労が溜まり自律神経が乱れる原因になります。

脳の疲労によるストレス対策としてアメリカで注目を集めているのが、マインドフルネスです。マインドフルネスは、瞑想などを通して、あるがままを受け入れる心の持ち方を身につけ、自分自身への気づきが得られることでストレスを軽減する方法の一つと考えてください。やり方は、まず眠る直前の体の感覚に意識を向けることから始めます。たとえば自分の呼吸だけを感じ、雑念が湧き上がっても、それにとらわれることなく呼吸だけに意識を戻すのです。これによって脳が休まり、ストレスが軽減するだけでなく記憶力や集中力、創造力や生産性がアップします。

90分に一度、これを小休憩として取り入れることで、交感神経の過剰な高ぶりを抑え脳を適度に休められますし、自律神経のバランス維持にも効果がありストレスも軽減されるため、総合的な免疫機能向上効果が期待できます。

3．手足の冷えを防ぐ

冷えはウイルス感染予防の大敵です。冷えによって血の巡りが悪くなると、ウイルスなどの外敵と戦う白血球が全身に行き渡りにくくなり、免疫機能が大幅に低下してしまいます。それだけでなく、副交感神経優位になりにくいというデメリットもあるのです。

夏場はクーラーによる冷えにも注意が必要です。室外と室内の気温差がありすぎると体温調節がうまくいかなくなり、体温調節を担う自律神経のバランスも乱れてしまいます。

冷えを防ぐには、ストレッチや軽い運動が効果的です。といっても、ごく簡単なものでかまいません。何度かグーパーを繰り返すだけでも手先の冷えは改善されます。体が少しポカポカすれば、血流がよくなっている証拠です。

それと、お腹を冷やすのもよくありません。冷たいものばかり飲んだり食べたりしていると胃腸のはたらきが低下します。免疫機能とも密接な関係にある腸内環境も悪くなるので、注意しましょう。

4. ポジティブにとらえてみる

「ものは考えよう」とはまさにそのとおりで、ネガティブ思考は免疫機能の大敵です。たとえば難しい仕事を任されたとき、「つらい」とばかり考えていると交感神経ばかりが刺激されます。その結果、血流が悪化しストレスホルモンが過剰に分泌されるのです。

ネガティブ思考を脱するには、イメージトレーニングが効果的です。過去の成功体験などを思い出し、よい点を箇条書きしたり長所を声に出したりすることで「成功した自分」を脳に認識させましょう。

また、ひとりでいることは人と接することで得られる「癒やし」が減るため、幸福感が薄れてイライラの原因に。心に負担がかかるため、ストレス系のホルモンの分泌を増やしてしまいます。他者と触れ合い、共感、関心を持つことは、幸せホルモンであるオキシトシンの分泌に不可欠です。気持ちが落ち込むときは積極的に人と関わり、心を穏やかにするよう意識して過ごしてみましょう。

幸福感が得られると、それに比例して免疫機能もアップします。

5．生活に「笑い」を取り入れる

「笑う門には福来たる」と言いますが、これはあながち間違いではありません。私が開発した自律神経測定デバイスで実験したところ、笑うことで自律神経のバランスが整いメンタルが強くなるという結果が出ました。

自分が大笑いしそうと予感するだけで快感ホルモンの分泌が高まるという報告もあります。幸福感や安心感をもたらすセロトニンは嘘の笑顔でも分泌され、気分が上向きになって自律神経の切り替えがスムーズになります。特に夕方、交感神経と副交感神経が切り替わるタイミングに笑うのが効果的です。毎日継続すると自律神経のトータルパワーが上がることもわかっています。

また、笑うことでＮＫ細胞活性が上昇するというデータも数多く報告され、私の研究でも確認済みです。たとえば1時間お笑いの動画を鑑賞することでＮＫ細胞活性、免疫グロブリン（IgA、IgM、IgG抗体）がともに上昇し、それが12時間以上継続したという報告もあります。つらいときでも笑顔を心がければ、脳がホルモンを分泌し免疫機能を上げてくれるのです。

6. 喫煙をやめる

ストレス解消のためにたばこを吸う人は多いですが、たばこの煙に含まれる一酸化炭素は血管細胞を直接的に傷つけ動脈硬化を促し、虚血性心疾患、脳卒中のリスクを高めます。また呼吸器疾患の発症や発がんのリスクをも高めます。

たばこは1日に吸う本数が多いほど、喫煙期間が長いほど健康へのリスクも高まりますが、遅すぎる禁煙はありません。禁煙して20分後から血圧や脈拍が改善傾向を示すようになります。1年で肺機能の改善、5〜9年で肺がんのリスクが低下し、10〜15年でさまざまな病気にかかるリスクが非喫煙者と同程度まで低下するのです。そのほか30歳までに禁煙すれば非喫煙者と同様の寿命が期待でき、50歳で禁煙しても寿命が6年長くなることがわかっています。

たばこの煙に含まれるニコチンやタールなどの発がん性物質は、あらゆる臓器を傷つけ体の機能を損なうため、ウイルスに対する免疫機能を低下させる原因になります。実際、喫煙は新型コロナウイルス重症化の大きなリスクと考えられているものの一つです。

を守る機能を
ひと晩で高める

質を高める呼吸法とは——

ウイルスから体

chapter 4

—— 睡眠の

ウイルスを倒す力が最も高まるのは睡眠中

——睡眠の「質」が免疫機能を左右していた

あなたは毎日、何時間眠れていますか。昼間に眠くなることはありませんか。

「週末には寝だめをしないと疲れが取れない」

「眠りが浅いからか目が覚めてしまい、日中眠い」

「気づくと24時すぎ。まだやることはあるのに……」

こんな悩みに心当たりのある方は、注意が必要です。

厚生労働省による「国民健康・栄養調査」（２０１７年）では、20～70代の約4割が、１日の平均睡眠時間が6時間未満という結果でした。日本人の睡眠時間の短さは世界的に見てもトップクラスで、ＯＥＣＤ（経済協力開発機構）

による2018年の調査でも、先進国では最も短いワースト1位。アメリカやフランス、イギリス、中国など500分を超える国が多いなか、日本は450分以下です。この、**私たちがおろそかにしがちな睡眠こそ免疫細胞がウイルスを倒す最高の舞台なのです。**

ウイルス攻撃の急先鋒であるリンパ球は、良質な睡眠を取ることで血液中の数が増え、しかもパワーアップまですると考えられています。ただし、ただ眠りさえすればいいわけではありません。大切なのが睡眠の質です。しっかり睡眠は取れていると思っていても、**眠りが浅かったり短い眠りを繰り返したりしているようでは、免疫機能は下がることはあっても上がることはありえません。**しかも睡眠不足だと血糖値が上がってホルモン分泌にも異常をきたし、肥満になりやすいことがわかっています。

ここからは、寝ているあいだにウイルスをごっそり倒してくれる、睡眠と免疫の関係を解き明かしていきましょう。

免疫機能を一気に高める睡眠の驚くべきパワーとは

――ウイルスを殲滅する最強の習慣は深い眠り

ちょっとのどが痛くて「風邪かな？」と思ったから、暖かくして早めに寝たら翌日にはすっかり調子がよくなった、というような経験はありませんか。これがウイルス性の症状なら、自然免疫の力で睡眠中にウイルスを倒した証しです。反対に、ひどいせきが出たり高熱にうなされたりしてよく眠れず、翌朝には体調が悪化したという経験もあるかもしれません。これは、せきや発熱で睡眠が浅くなり、体が持つウイルスを倒す力を活かせなかったからです。

たとえば仕事や家事をする際に、高熱が出ていて頭痛や吐き気、せきや鼻水が止まらなかったとしたら、どうなるでしょうか。おそらく本来の力を発揮できず、やりたいことの半分もできないと思います。

免疫の力も、それは同じ。**さまざまな症状や睡眠時の環境によって睡眠が妨害されれば、免疫細胞のはたらきを高める「体内環境」が悪化することになります。**

薬を飲んでも風邪は治らない、というのは間違い

風邪を引いたら汗をかいたほうがいい、とばかりに厚着して何枚もふとんをかぶる人がいますが、それで眠りが浅くなったら本末転倒です。たしかに体温を上げると免疫細胞は活性化し、代謝はよくなってウイルスの増殖は抑えられます。しかし体温が上がりすぎてうまく眠れなくなると、ウイルスを倒したり細胞を修復したりする力は大幅に低下してしまうのです。

風邪薬には治療効果がないし症状を抑えるだけだから飲んでも意味がないという話を耳にすることがありますが、これは誤解です。症状を軽くすることで睡眠の質を高め免疫機能を充分に発揮させるという点では、薬は重要な役割を果たしています。

免疫機能が高まった状態をつくるには、毛細血管の血流をよくし体のすみずみまで免疫細胞が届いていること、そしてその免疫細胞が活発にはたらく時間をしっかり確保することが非常に有効です。

良質な睡眠には、この状態をつくる力があります。

では良質な睡眠を得るには、どうしたらいいのでしょうか。まず押さえるべきは、睡眠中に副交感神経を優位にすることです。副交感神経が優位ならウイルスを倒すリンパ球が血液中に増えますし、毛細血管へのルートも開くことでリンパ球が体のすみずみまで届くようになるからです。

抗酸化作用まで味方につけられる

また睡眠中は、健全な細胞を酸化させたり、毛細血管を傷つけて劣化させたりする活性酸素を、効率的に除去できるタイミングでもあります。活性酸素は、ストレス過多で交感神経優位が続きすぎたり睡眠不足だったりすると大量に発生する物質です。活性酸素が増えすぎると免疫機能が低下してしまうため、できるだけ体内に留めておきたくありません。

ここで活躍するのが「睡眠ホルモン」とも呼ばれるメラトニンです。**メラトニンは非常に強い抗酸化作用を持つため、睡眠中に活性酸素を除去し、毛細血管の劣化と体の酸化を防いでくれます**。同じ睡眠時間を確保しても、メラトニンがしっかり分泌された状態で眠るのと分泌されずに眠るのとでは、疲れの取れ方もウイルスを倒す力も圧倒的な差がつくと考えてください。

日中は細菌を倒すモード、夜はウイルスを倒すモードになる

——顆粒球とリンパ球の比率は変動する

免疫を語るうえで非常に大切なリンパ球ですが、つねに血液中にたっぷり必要というわけではありません。免疫システムをつかさどる白血球はいくつかの免疫細胞から成り立っており、それぞれが役割を分担しているからです。同じ白血球でも、ウイルスやがん細胞に対してはリンパ球が、細菌に対しては「顆粒球」が攻撃をしかけます。chapter2でふれたように、この2つの血中比率は自律神経の作用とリンクしており、副交感神経優位だとリンパ球が、交感神経優位だと顆粒球が増えるというのが通常の流れです。

一般的に人体には、日中に交感神経が優位になり夜に副交感神経が優位にな

るサイクルがあるため、日中は顆粒球が多く、夜、特に睡眠中はリンパ球が増えます。これは非常に理にかなったシステムです。

まず日中は人間が本来活動する時間帯なので、寝静まることの多い夜中よりもケガのリスクは高まります。ケガをすると傷口から細菌が入り込むおそれがあるため、日中は細菌感染のリスクが高い時間帯とも言えるでしょう。その一方で**夜は、細胞の修復や増殖が進む時間帯です。活動量が落ちるぶん細菌感染のリスクは減りますが、体内でウイルスやがん細胞が増殖しやすいという特徴があります。だから夜にリンパ球が増えるというサイクルになったのです。**このように体には、生活リズムに合わせて免疫細胞の態勢を整え、より外敵から守りやすくするしくみが備わっています。

誤解を招かないようにつけ加えると、リンパ球も顆粒球もある程度増減するだけで、たとえば日中にリンパ球がゼロになるわけではありません。自律神経のはたらきが交感神経１００％、副交感神経０％にはならないのと同じです。

健康な人なら、白血球中のリンパ球の割合は20～40％で推移しています。もしもリンパ球が極端に少なくなると免疫不全に陥ってしまいますし、逆に40％以上だと免疫過剰になり、花粉症や関節リウマチなどのアレルギー性疾患を起こしやすい状態に。何か一つが多ければ多いほど体にいいというわけにもいかないのが、人間の体の複雑なところです。

もちろん、睡眠中に副交感神経のはたらきを高めようとしたくらいでリンパ球が増えすぎることはありません。むしろ現代人の多くは、交感神経優位に傾いていてリンパ球が少ない時間が続きがちなので、特に睡眠中には副交感神経の

加齢とともにウイルスを倒すリンパ球は減る

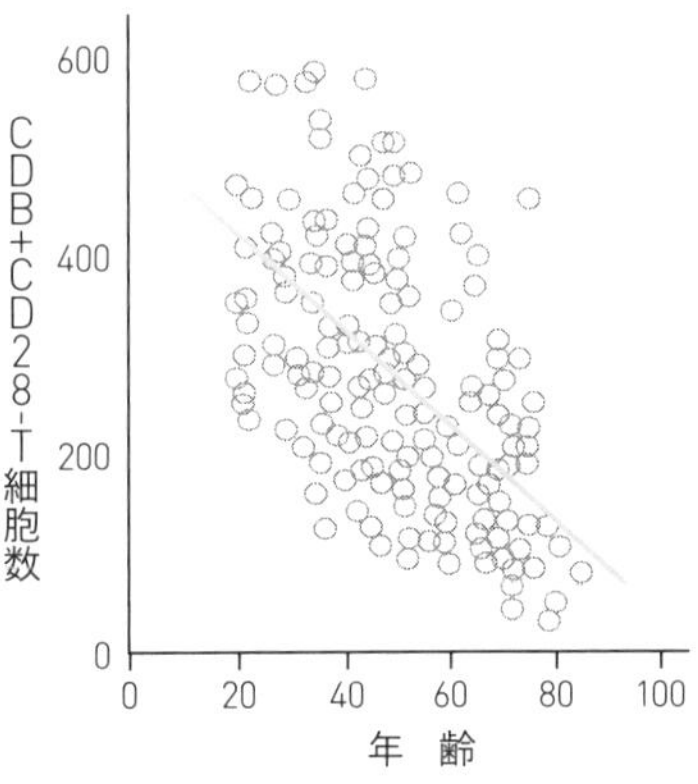

CD8+CD28-T細胞数
年齢

はたらきを高めることでリンパ球を増やす対策が必要です。

睡眠時間が短いほど免疫機能は落ちやすい？

世の中には、風邪を引きやすい人と引きにくい人がいます。免疫機能に影響するような薬を服用していたり持病があったりしたら当然ですが、健康上の問題を指摘されていない働きざかりでも、しょっちゅう風邪を引いてしまう人がいます。これは、いったい何が原因なのでしょうか。

私が診察する患者さんに特に多いのが、やはり睡眠に問題のあるケースです。睡眠時間が短かったり、睡眠の質が悪かったりすると免疫機能が低下することは、chapter2で紹介した自律神経の研究でも明らかになりました。

忙しい日々を送る私たちにとって、睡眠時間の確保は難しい課題です。

最近では「働き方改革」が叫ばれるようになりましたが、残業や長い通勤時間に苦しむ人も多いのではないでしょうか。仕事でなくても、やりたいことがあると削られがちなのが睡眠です。1日は24時間と決まっているので、そうなってしまうのでしょう。しかし最も大切な資産である体が知らぬ間に消耗し衰えてしまうことを考えると、7時間は確保したいところです。

なぜ世界中で7時間睡眠が推奨されるのか

7時間というのは、世界中のさまざまな研究によって導き出された値です。私が勤務するブリガム・アンド・ウイメンズ病院で睡眠時間と寿命の関連性を調べたところ、睡眠時間が7時間の人に比べると、5~6時間の人と8時間以上の人は死亡率が15%も高いという結果が出ました。また、**6時間以下の睡眠を1週間続けると、免疫や炎症、ストレス反応などに関連する711個もの**

遺伝子に悪影響が出たというイギリスでの研究結果もあります。

ウイルスを攻撃するリンパ球の最大の活動時間は副交感神経のはたらきが高まる睡眠中で、睡眠時間が減れば減るほどウイルスと戦うための時間も減ります。それを端的に示すものとして、徹夜するとリンパ球の比率が10％下がり顆粒球の比率が10％上がったという研究結果もあるからこそ、睡眠時間の確保が重視されるのです。もちろん7時間眠りさえすればいいかというと、答えはNO。良質な睡眠でなければ、体に備わった免疫機能を活かせません。

現代人は睡眠時間が減っているだけでなく、睡眠の質も大きく低下しています。「ベッドに入ってもなかなか寝つけない」「夜中に何度も目が覚めてしまう」「寝足りないのに朝早く目覚めてしまう」「たくさん寝ているのに疲れが取れない」「眠りが浅い気がする」などは睡眠の質が低下したシグナルです。

睡眠時間は確保できているのに、眠りを良質にできず体を弱らせ続けている人の多さには、日々の診療でも強い危機感を覚えています。**特に中年を過ぎて**

からは、睡眠の質を上げられるかどうかが人生を楽しめる時間の長さを大きく左右する、と言っても過言ではありません。

そもそも「良質な睡眠」とはどんなものだろう

では睡眠の質とは、具体的には何を指しているのでしょうか。それを知っていただくには、まず睡眠中に体内で何が起きているかの把握が必要です。

個人差はあるものの、睡眠中はおよそ90分周期でノンレム睡眠とレム睡眠を繰り返しています。細胞の修復を促すホルモンは、眠りに落ちてから90～180分後のいちばん深いノンレム睡眠中に最も多く分泌されるという特徴があり、それが毛細血管を介して全身くまなく運ばれ体の修復が進むというのが大まかな流れです。だいたい午前3時～4時が、骨や肌、筋肉が再生される細胞分裂のピークとされています。

傷つき疲弊した細胞にホルモンという修復指示が行き渡るのに3時間、酸素や栄養素という材料が届いて細胞呼吸を繰り返しながらジワジワと修復が進むのに4時間程度は必要と考えると3時間プラス4時間。これが推奨する7時間睡眠の内訳です。

**良質な睡眠を取らないと
ウイルスの増殖は防げない**

良質な睡眠

充分に体がメンテナンスされる

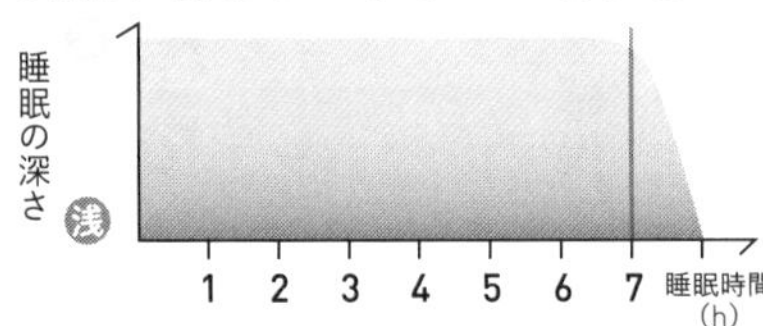

短い睡眠

体をメンテナンスする時間が不足

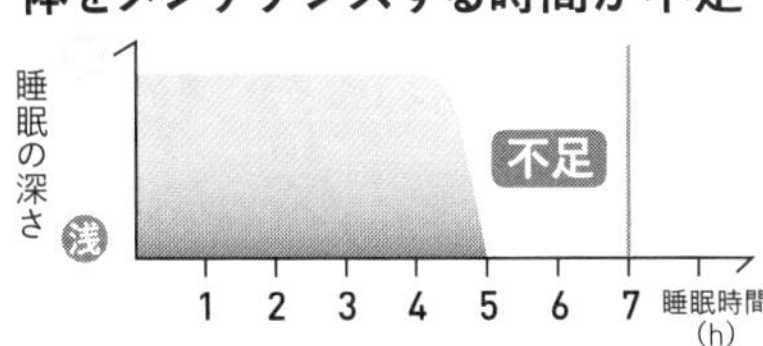

質の悪い睡眠

**時間が足りても浅い眠りでは
体は修復しきれない**

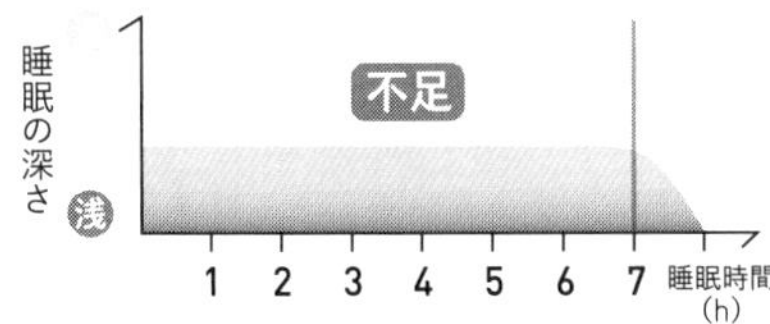

自律神経の乱れが睡眠の質を大きく低下させていた

――上がりっぱなしだった交感神経はなかなか下がらない

では良質な睡眠を確保するには、どうすればいいのでしょうか。

じつは朝まで熟睡できなかったり眠りが浅くなったりする方の多くは、本来睡眠中に優位になるはずの副交感神経のはたらきが上がっていません。

これまで数千人の被験者に協力をあおぎ睡眠中の自律神経の変動を測定してきましたが、**よく眠れていないという自覚のある方の多くに睡眠中の副交感神経のはたらきが充分に上がらず、交感神経優位の傾向が見られました**。そういう方に多いのが、ふとんに入っても手や足の先が冷えたままでなかなか眠れないというケースです。これは交感神経優位の時間が続きすぎて、末梢の毛細血管への血流が低下している証拠の一つです。

眠る前に手足が冷えている人は睡眠の質に問題が

赤ちゃんは眠くなると手足がポカポカと温かくなるのを、ご存じでしょうか。赤ちゃんほど顕著ではありませんが、大人でも通常は眠くなると手や足などの体表温度が上がります。これは副交感神経が優位になって毛細血管が開き、末梢への血流が増えるからです。日中は、体を活動状態にするために脳や心臓、筋肉など体の中心部に血液が集まっていますが、夜になると体を休め修復するために血液が中心から末梢へと分散されます。

この、温かい血液の移動とともに体の中心部の熱は下がり、体の末端が温かくなって手先や足先などの表面から熱が放出されるのです。よく聞く「深部体温を下げる」とは、これを指します。眠り始めに手足が温かくなるのは、自律神経が副交感神経優位に切り替わったサインです。冷え性で寝つきが悪くて困っている人の多くは、交感神経が高ぶって自律神経の切り替えがうまくいかなくなっています。

睡眠に問題のある人の診察で生活習慣を確認すると、自律神経のバランスやパワーを損ねる要因が隠れていることがほとんどです。多いのは、仕事やプライベートで強いストレスを抱えていたり、朝早くから夜遅くまで忙しく活動しすぎていたりするケースで、この傾向がある人は交感神経優位が続きすぎているため夜になっても下がりきらず深く眠れないのです。

なぜ眠る数時間前からが大事と言われるのか

夜遅くにたくさん食べる、寝酒をする、テレビやパソコン、スマートフォンからの光を見るなど、寝る直前の習慣も見過ごせません。呼吸法などで瞬時に交感神経と副交感神経のバランスを整えることも可能ですが、体にとって自然なのは体内時計にしたがって夕方から夜にかけて交感神経が徐々に鎮まり、副交感神経のはたらきが高まる流れです。これが夕方以降も、仕事などで神経が高ぶる状態が続いたり夜遅く食事を摂ったりして、眠る直前まで脳や内臓をフル稼働させていると寝つきが悪くなり、睡眠中も交感神経優位の状態がしばらく続きます。

睡眠の質を高めるには、夕方以降は副交感神経のはたらきを邪魔する行動をなるべく避け、副交感神経のはたらきを上げる行動に変えていくのが効果的です。

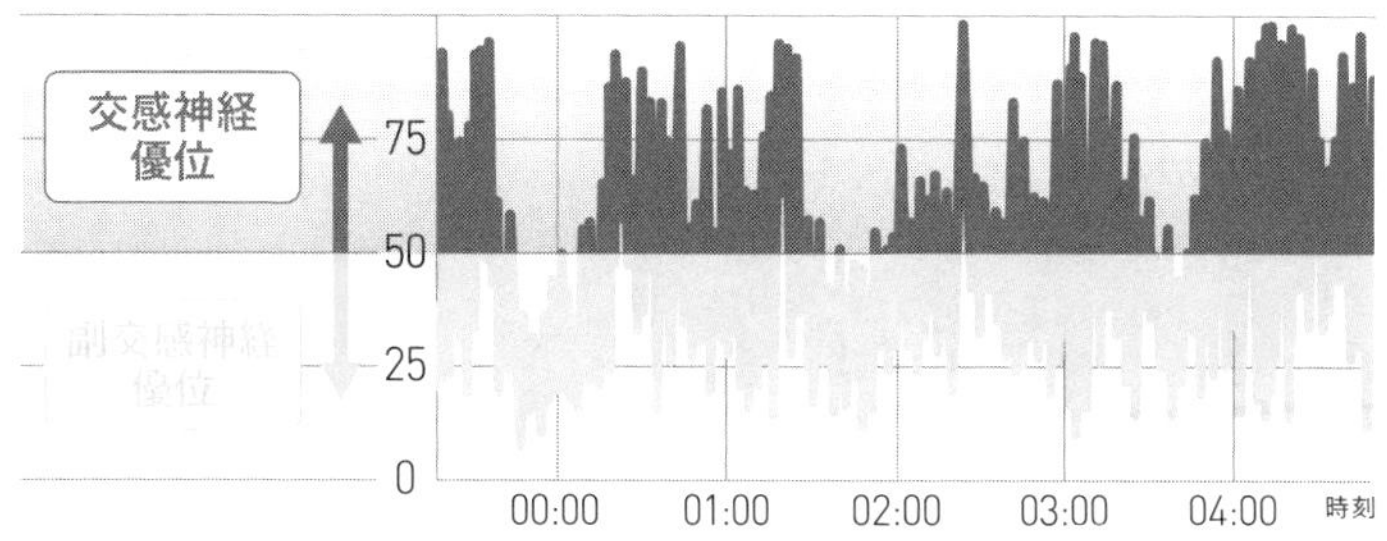

午前0時の入眠後すぐに交感神経が優位になり、以降も副交感神経優位であるべき睡眠中の多くの時間で交感神経が優位になっている

睡眠中に分泌されるホルモンも免疫機能向上に大きく貢献する

――メラトニンと成長ホルモンのすごい力とは

副交感神経を優位にし、自律神経の疲れを癒して睡眠の質を高めると、睡眠中に分泌されるホルモンの恩恵をたっぷりと得られるようになります。

chapter3でご紹介したように、自律神経は神経伝達により短時間で体を制御し、ホルモンは血流にのることで時間をかけて体内を巡り体をコントロールする、言わば二大制御システムです。ホルモンについては、たとえばエストロゲンが巡ると女性らしさが増していき、インスリンが巡ると血糖値が下がります。このようなホルモンが、私たちの体内では数百種類つくり出され、それぞれの役割を果たしています。なかでも免疫機能の向上に欠かせないのが、これまでもふれてきたメラトニンと成長ホルモンです。

メラトニンには脈拍や血圧を落とし、深部体温を下げて眠りを促す作用があります。また**メラトニンの分泌量が増えると深く眠れるようになるので、免疫機能向上にも役立つという特徴が。**メラトニンによって深い睡眠が得られると

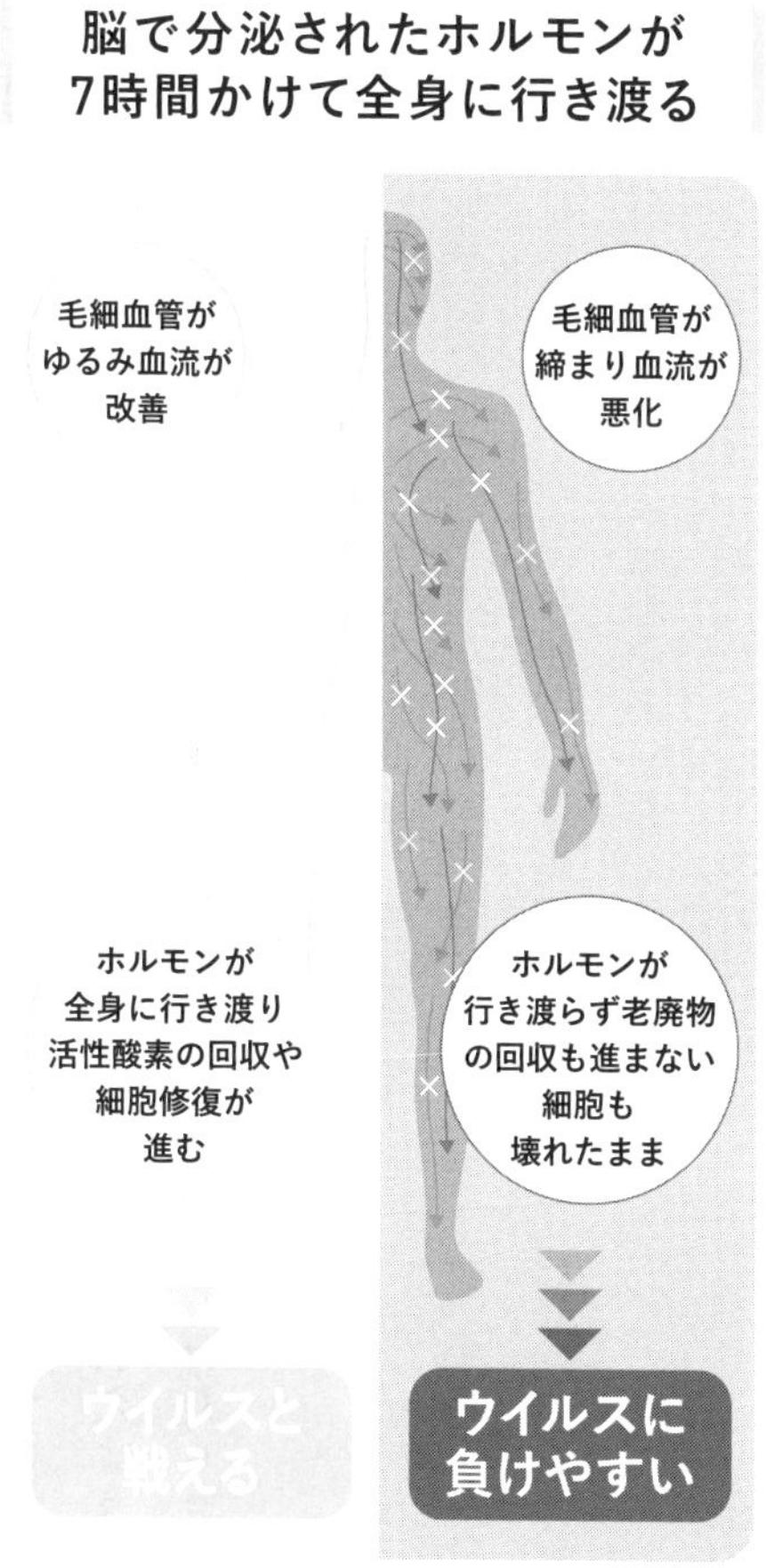

脳で分泌されたホルモンが7時間かけて全身に行き渡る

毛細血管がゆるみ血流が改善
ホルモンが全身に行き渡り活性酸素の回収や細胞修復が進む
ウイルスと戦える
毛細血管が締まり血流が悪化
ホルモンが行き渡らず老廃物の回収も進まない細胞も壊れたまま
ウイルスに負けやすい

ホルモンが全身に行き渡るには時間がかかる。メラトニンや成長ホルモンの恩恵を受けるには7時間の睡眠が望ましい。ホルモンを全身くまなく届けるには、質のよい睡眠で毛細血管をしっかり開くことも欠かせない

副交感神経も優位に傾くため、リンパ球が全身に運ばれやすい体内環境も整います。これだけでも素晴らしいのですが、さきほどもふれたように、メラトニンには活性酸素などのフリーラジカルを取り除く重要なはたらきもあります。

フリーラジカルは、細胞が酸素と栄養素を使ってエネルギーをつくり出す細胞呼吸をしたときなどに発生する不安定な分子です。「不安定な分子」と言うと難しそうですが、これは2つあるはずの電子が1つしかないことで、ほかから奪おうとしている状態をあらわします。

フリーラジカルが適度に存在するときはウイルスや細菌を攻撃する役割を果たしますが、増えすぎると体をサビつかせ、細胞や遺伝子をも傷つける要因に。さらに免疫細胞自体や、免疫細胞を全身に届ける毛細血管まで傷つけるようになることで免疫機能の低下をもたらします。

免疫細胞がウイルスと戦うときにも大量のフリーラジカルが発生し、体は高濃度の排ガスで汚染されたような状態に。この**フリーラジカルが神経細胞、し**

かも自律神経の中枢である視床下部を攻撃すると、自律神経のはたらきが低下して自律神経疲労に陥ります。

それを防ぐために、体内にはフリーラジカルを除去するＳＯＤ（スーパーオキシドジスムターゼ）という酵素が存在しますが、ＳＯＤもやはり40代になると20代のときに比べ半減してしまうもの。だから中高年は、良質な睡眠を取ることの重要性が増すのです。メラトニンは、このフリーラジカルを適度に取り除いてくれるので、ウイルスから体を守る力の維持に役立ちます。

全身の細胞も毛細血管も成長ホルモンが強くする

成長ホルモンは、免疫の強化と細胞のメンテナンスに役立つホルモンです。
赤ちゃんから大人になるまでは、その名のとおり骨や筋肉の成長を促してくれる存在です。1日の分泌量の約7割が睡眠中、しかも最も深いノンレム睡眠中に分泌されるという特徴があるので「寝る子は育つ」という言葉とも合致します。

量は減るものの、成長ホルモンは大人になっても分泌されるものです。思春期に分泌量が最大になり、40代になると半減します。60代になると、さらに40代の半分程度に。そして使われる目的は体の成長ではなく、おもに細胞の修復や再生を促す「アンチ・エイジングホルモン」として活躍するようになります。この**成長ホルモンのパワーで毛細血管をはじめ全身の細胞が強化され、防衛力が底上げされるのです**。

成長ホルモン同様、メラトニンも睡眠中ずっと同じ量が出続けるわけではありません。朝日を浴びてから15〜16時間後に分泌量が増えはじめ、その1〜2時間後に分泌のピークを迎えて眠気を引きだします。つまり太陽の光とともに活動を始め、日没後に眠る人間本来のリズム「体内時計」に合わせて分泌されているのです。

体内時計は私の友人であり教授仲間でもある、ハーバード大学のチャールズ・サイズラーの研究により1日24時間11分のサイクルということが明らかになりました。ところが地球の自転サイクルは24時間ですから、11分の誤差が生じます。この誤差をリセットするのが強い光、つまり太陽の光です。

人間の体内時計は、脳内の視交叉上核にある「親時計」と全身の細胞にある「子時計」が連動することで成り立っています。強い光を受け取ったという知らせが親時計に届くと、体内時計がリセットされるというしくみです。つまり太陽の光が体内時計を整え、それによってメラトニンの分泌リズムも整うのです。

ウイルスを倒すゴールデンタイムを使えないのは大損

一方、成長ホルモンの分泌は睡眠のリズムと連動します。よく「睡眠時間は90分の倍数にすると目覚めがよくなる」と言われますが、これは前述のように睡眠中にノンレム睡眠とレム睡眠をおよそ90分周期で繰り返すからです。**なかでも1～2回目のノンレム睡眠は特に深い眠りになりやすく、1日の成長ホルモンの多くは、このタイミングに分泌されます。**

下に示したのが睡眠と成長ホルモンの関係です。眠りについたら、すぐノンレム睡眠に移行します。睡眠に問題がなければ、その後すぐに深いノンレム睡眠に入りますが、そのタイミングで成長ホルモンが多く分泌されてリンパ球のはたらきも活発に。しかし睡眠中の環境が悪いと、深い眠りが得られません。

よく言われる、寝室に光や音が入らな

深い眠りのときに成長ホルモンの分泌が増える

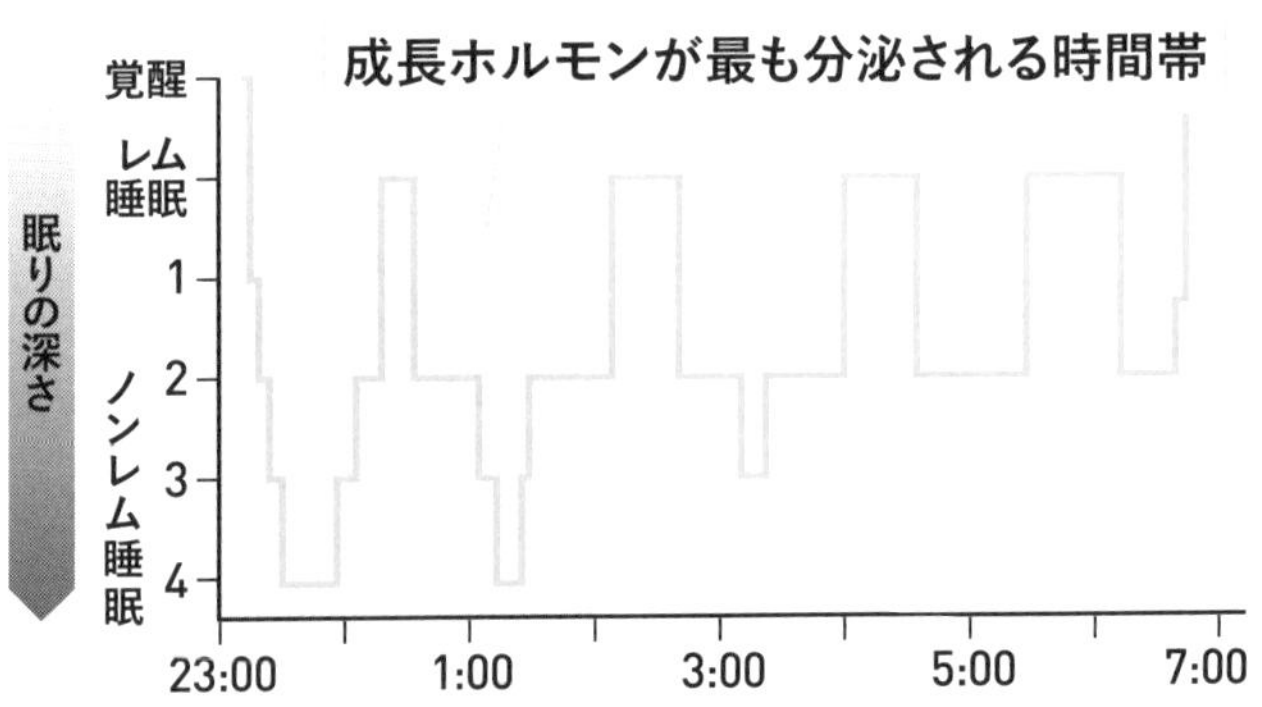

いようにする、暑かったり寒かったりしないようにする、というのは深い眠りを妨げる「刺激」を避ける工夫です。刺激が自律神経のバランスをくずし、血液中のリンパ球の比率が優位になりにくい状態をつくります。つまりウイルスと戦う部隊が減るわけです。特に光はメラトニンの分泌を抑制するため、質の高い睡眠を取るうえでの大敵です。

・睡眠時間が短い＝リンパ球が活発にはたらく時間が短い
・睡眠の質が悪い＝リンパ球の数が増えず活性化もしない

どちらもウイルスへの抵抗力が弱まり、感染リスクが高い状態になりえます。

ウイルスに打ち勝つには、睡眠時間をきちんと確保することと、睡眠の質を高めることの両方が大切なのです。ちなみに新型コロナウイルス感染症は、PAI-1というたんぱく質の作用で血液が固まり血栓ができると重症化するという報告があがりました。このPAI-1の合成を阻害してくれるのが深い眠りをもたらすホルモン、プロスタグランジンD２です。プロスタグランジンD２の研究は18年前に私が東大で論文にまとめたものですが、これも重症化予防と睡眠の関係を示す一例と言えるでしょう。

こう申し上げると「睡眠時間を増やすのは忙しくてできないし、睡眠の質まで考えるなんて面倒。ホルモンを投与できませんか?」などと言われることがあります。たしかに、たとえばアメリカではメラトニンを投与することもありますが、常用すると体が「そのホルモンは必要ない」

成長ホルモンとメラトニンの分泌を睡眠中にピークにするのがベスト

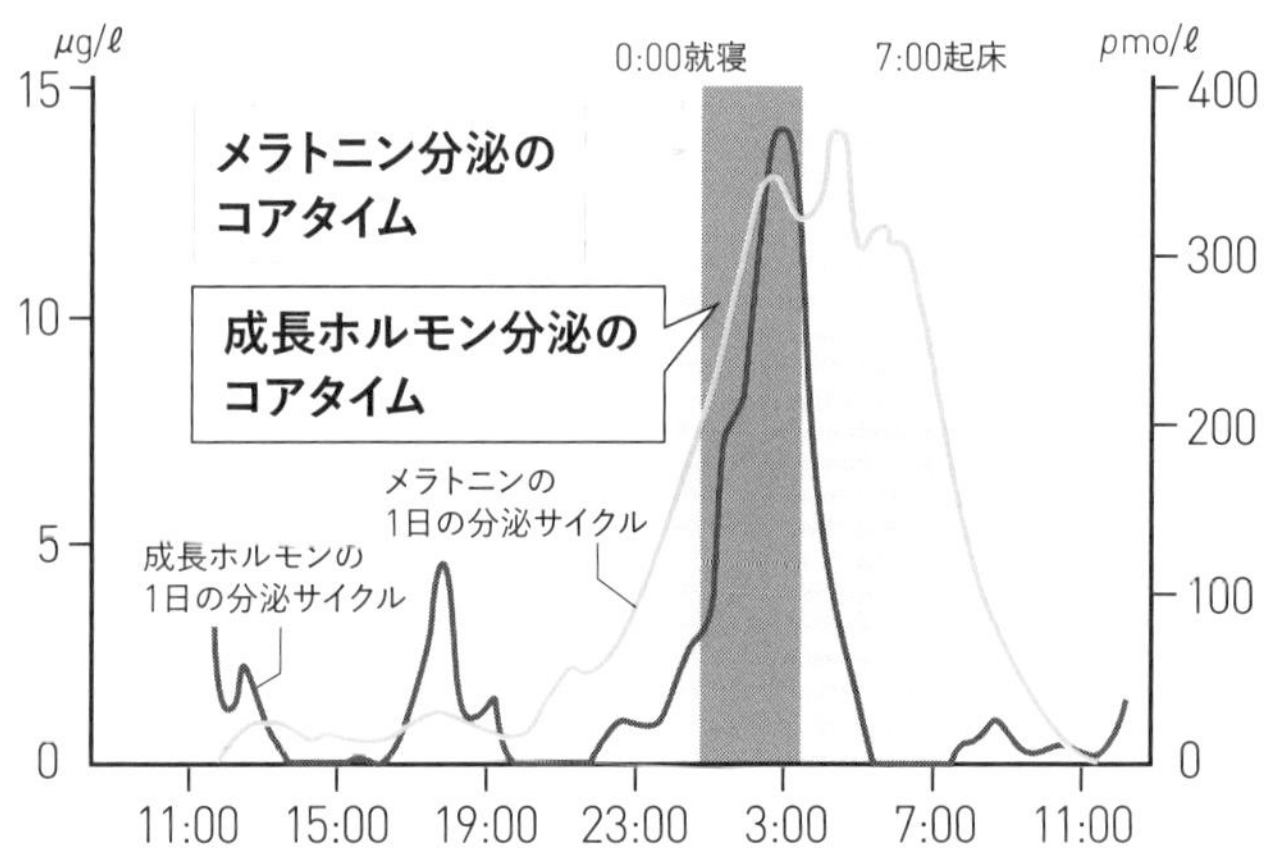

出典：Van Coevorden et al, 1991 より改変

と判断して分泌をやめてしまうことにもつながります。これは体が持つ素晴らしい機能を一つ失いかねない危険な考え方です。

私がおすすめするのは、午前0時に寝て午前7時に起きるサイクルです。朝の7時に起きるとメラトニンが出始めるのは夜の10時ごろ。メラトニンの作用もあり自然とやってくる眠気に合わせて寝る準備を始めて午前0時に就寝すれば、午前2時ごろに分泌のピークがやってきます。このときちょうど**成長ホルモン分泌のピークもやってくるので相乗効果が生まれ、毛細血管や全身の細胞のメンテナンスが効率的に進む、まさにゴールデンタイムとなるわけです。**

晴れていない日でもメラトニンは調整できる

「じゃあ天気が悪くて太陽の光を浴びられない日はメラトニンのリセットはどうなるの？」と思われたかもしれませんが、ご心配には及びません。

体内時計をリセットして、メラトニンを分泌するタイマーのスイッチをオンにするために必要な明るさは2000～2500ルクス程度。晴れの日の太陽の明るさは2万～10万ルクスですが、くもりの日でも約1万ルクスはあります。これは**カーテンさえ開ければ、晴れでもくもりでもメラトニン分泌のタイマーを切り替えられる**ということです。

なかには「夜勤があって午前0時就寝7時起床は無理……」というシフトワーカーもいらっしゃるでしょう。仕事などで昼夜逆転する場合は、太陽の光の代わりにコンビニなどの照明を浴びるという手もあります。コンビニの室内照明は1000～2500ルクスなので、充分な明るさです。

太陽の光や強い明かりを浴びるとメラトニン分泌がすぐに止まってしまうので、昼夜逆転している方は特に、日中に寝るときは窓際を避けてできるだけ室内を暗くし、夜の環境に近づけるようにしてください。

うまく眠れないからといって長く寝すぎるのも、体には悪影響を及ぼします。

せっかく整えた体内時計や自律神経のリズムが乱れてしまうからです。みなさんも経験があると思いますが、昼間に数時間寝てしまうと夜中まで目が冴えるのは、たった1日寝すぎただけでメラトニンの増える時間が遅くなって良質な睡眠を取るためのリズムが狂うからです。

なお残念ながら睡眠は先取りできないので「寝だめ」にメリットはありません。つねに睡眠不足で「睡眠負債」があって睡眠時間を増やしたい場合も、起きる時間は変えずに少し早めに寝るようにしてください。そうすると体内時計のリズムをくずすことなく、睡眠の質を高めつつ必要な睡眠時間も取れます。

年を取ると睡眠時間が短くなるのは、なぜだろう

「眠りたくても、途中で目が覚めてしまう……」

こうお悩みの方もいらっしゃるでしょう。特に中年からは年々、早く目が覚

めるようになってしまったという方は多いと思います。眠れなくなったり眠りが浅くなったりしやすくなる原因は、睡眠を促すメラトニンの分泌量が加齢とともに減るからです。メラトニンの分泌は成長ホルモンと同様に20代をピークに減り始め40代では2分の1、60代では4分の1にまで減少します。これは自然現象なので、ある程度は仕方のないことです。

では、どうしても眠れないときは、どうすればよいのでしょうか。ベストな選択は、目が覚めても明かりをつけず、まぶたを閉じたまま横になって過ごす

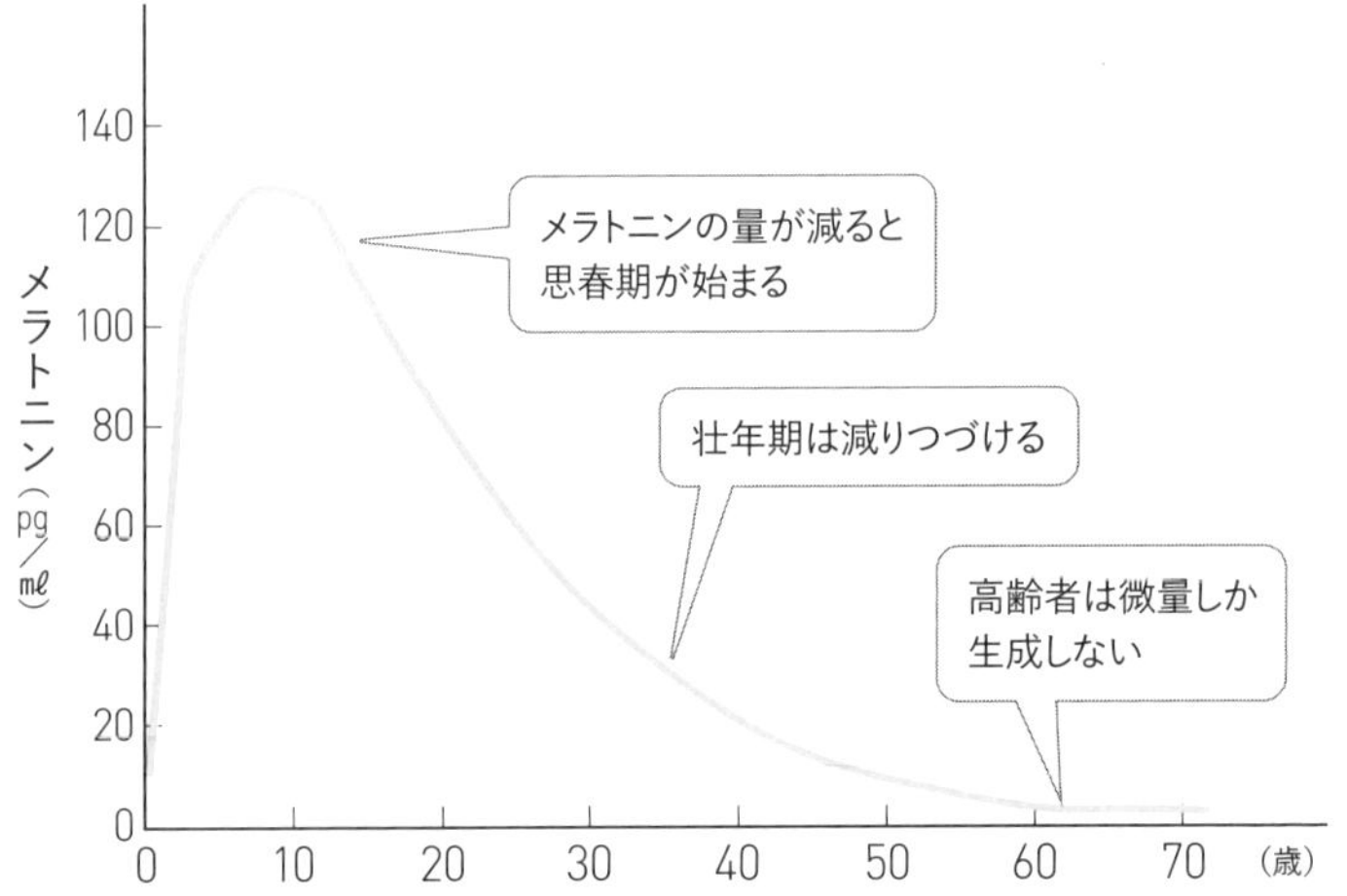

こと。**目が覚めたからといって、明かりをつけて読書を始めたりスマートフォンを見たりするのは最悪の選択**です。光によってメラトニンが減少して交感神経のはたらきが高まり、せっかく副交感神経の力で広がっていた全身の毛細血管がキュッと締まります。つまり、その時点で免疫細胞がはたらきやすい環境が根こそぎ奪われ、一からやり直しになってしまうのです。

夜中や早朝に目が覚める人は「これ」をしよう

夜中や早朝に目が覚めても、部屋を暗くしたまま目をつむってじっとしていれば睡眠中に近い状態が保たれ、睡眠サイクルとともに自然と眠気が訪れます。それでも眠気がやってこない場合は、のちほどご紹介する呼吸法をおすすめします。呼吸法の効果で副交感神経のはたらきが上がるにつれ、眠りやすくなるはずです。横になって過ごす時間は、最低でも6時間は確保しましょう。

横隔膜をゆるめてから眠ると睡眠の質は一気に上がる

――ウイルスを倒す準備を整えてから眠ろう

ウイルスから体を守る力を最大限引き出すには、ただ眠るだけではなく、副交感神経のはたらきを高め睡眠ホルモンを増やすことが必要という話をしてきました。しかし、それを実現するために生活習慣をガラリと変えるのは難しいという方も多いでしょう。そんな方でも、今晩からすぐにできる対策があります。それが寝る前に行う呼吸法です。

寝床についたらまぶたを閉じて、ゆったりとした呼吸をしてから眠りましょう。それだけでも睡眠の質は高まります。ポイントは、かならずお腹をふくらませたり凹ませたりする腹式呼吸を行うこと、そして息を吐くときは吸うときよりも長く時間をかけることです。息をゆっくり長く吐くときに横隔膜がゆるみ、副交感神経のはたらきが高まりますが、こうすることで体のメンテナンスに適さない交感神経優位の状態から、体のメンテナンスと免疫機能アップに適した副交感神経優位の状態への切り替えを促せます。

呼吸法でセロトニンの分泌量まで増やせる

入眠前の深い呼吸を習慣化すると、睡眠ホルモンと呼ばれるメラトニンの分泌を増やすこともできます。カギとなるのは「ハッピーホルモン」と呼ばれるセロトニンです。セロトニンは交感神経の高ぶりを抑えて気持ちを安定させ、幸福感を生み出すホルモンです。この**セロトニンは、一定の周期で筋肉を収縮させたり弛緩させたりするリズム運動をすると、分泌が活発になることがわかっ**

ています。申し上げたように横隔膜は筋肉なので、吸って吐いてをゆったりとしたリズムで繰り返す腹式呼吸は、まさにこれにあたります。

最良の結果を得るには、chapter3でご紹介した「根来式免疫機能アップ呼吸法（P180参照）」の1回あたりの時間を延ばしていく「根来式睡眠の質を高める呼吸法②」がおすすめです。無理なくできる範囲で行ってほしいのですが、最終的には10秒かけて息を吸い、20秒かけてゆっくりと吐き出せるようになるのが目標です。

もちろん、それより短いと効果がないわけではありません。体の状態は人それぞれなので、緊張しないことを最優先に行いましょう。

できるだけ暗くした静かな部屋で、この呼吸法を行えば、自然と眠気もやってくるはずです。**不眠に悩んでいる患者さんにも、こうした呼吸法を取り入れることをおすすめしており「寝つきがよくなった」「ぐっすり眠れるようになった」といううれしい声を多数いただいています**。

寝る前数分の呼吸法は認知症予防にまで効果が

それだけではありません。脳にも素晴らしい効果が期待できます。

脳にはいわゆるリンパ系はないと考えられていましたが、最近の研究でリンパ系の役割を果たすメカニズムがあることが明らかになってきました。

脳にはグリア細胞というものがあり、良質な睡眠を取るとノンレム睡眠中にグリア細胞が縮んですき間ができます。そこに脳脊髄液が巡り、脳細胞から生じた老廃物の回収が進むようになるのです。これがうまくいかないと、老廃物の一つであるアミロイドβが溜まることになり、将来アルツハイマー型の認知症を患うリスクが高まるおそれがあります。

ほかにも、くも膜と頭蓋骨のあいだにある「硬膜静脈洞」という部分にリンパ管が発見されるなど、脳でのリンパ系に関する研究は急速に進んでいます。

＼実践／

根来式 睡眠の質を高める（10・20呼吸法）呼吸法

STAND BY

仰向けになって両手をお腹に乗せ、ひざを立てる。ひざを立てたほうが、お腹や脚の筋肉をリラックスさせられる

1

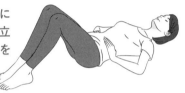

下腹部を絞るようにして、鼻からゆっくり息を吐ききる。お腹がしっかり凹んでいくのを感じよう

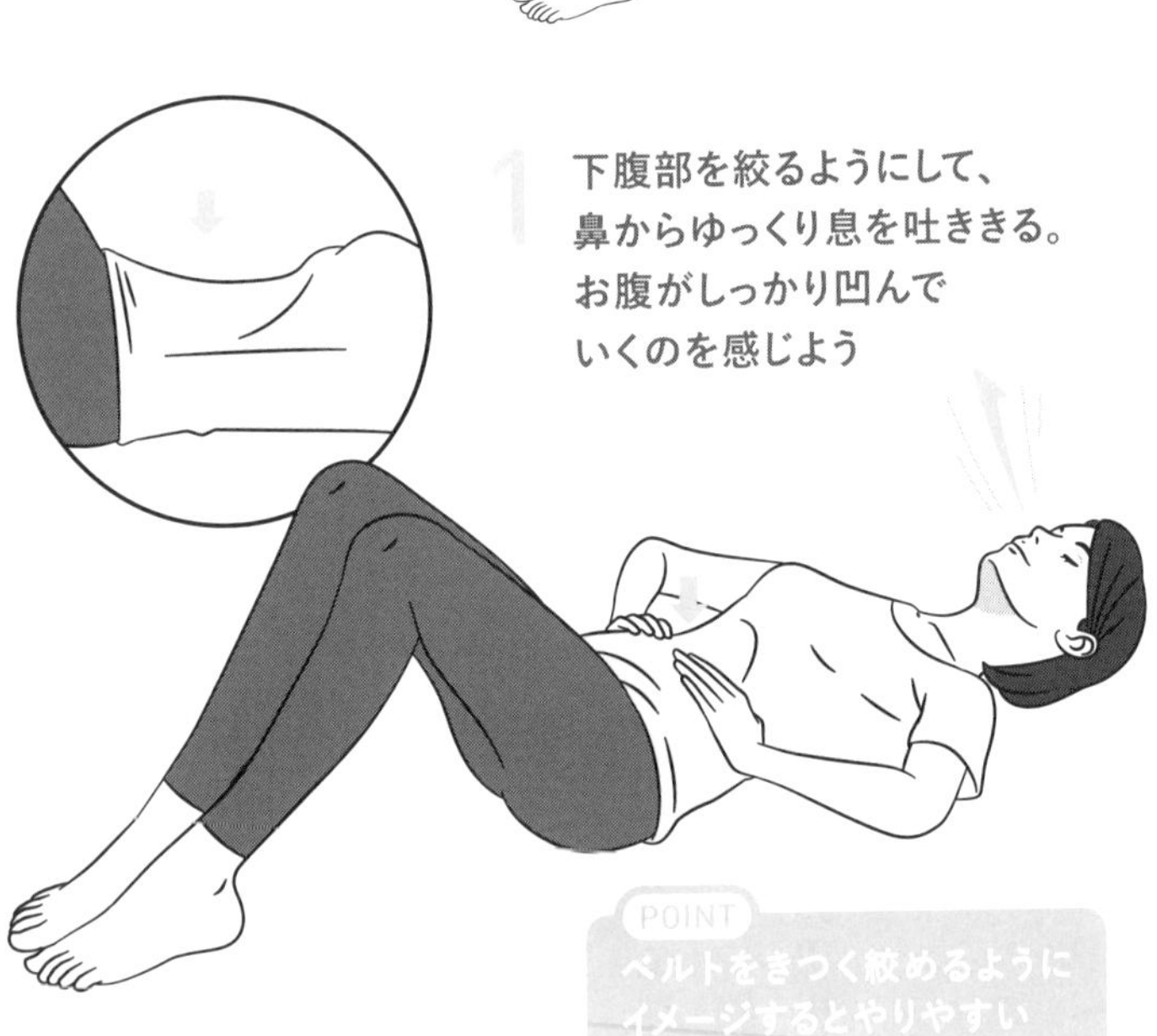

POINT
ベルトをきつく絞めるようにイメージするとやりやすい

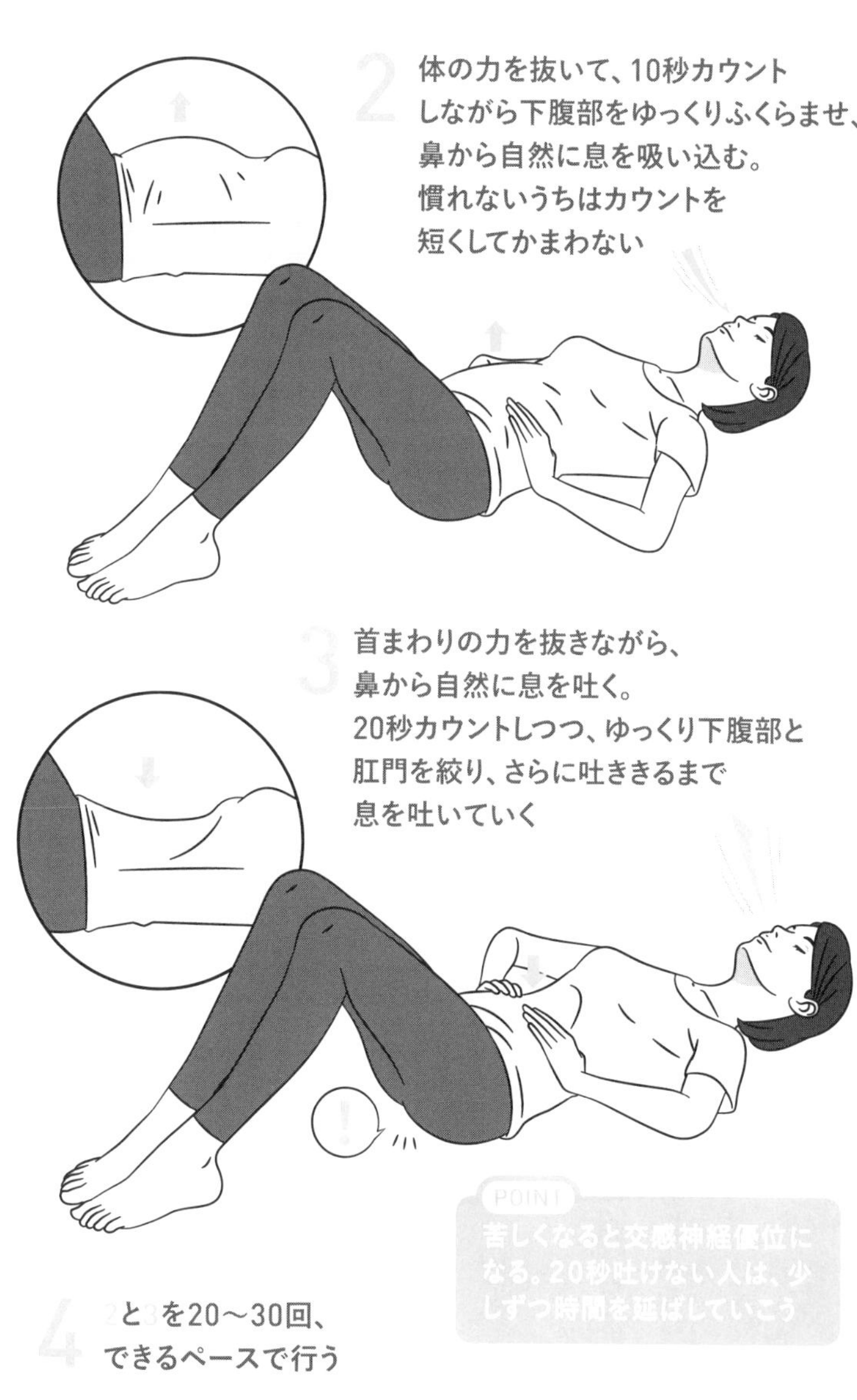

2 体の力を抜いて、10秒カウントしながら下腹部をゆっくりふくらませ、鼻から自然に息を吸い込む。慣れないうちはカウントを短くしてかまわない

3 首まわりの力を抜きながら、鼻から自然に息を吐く。20秒カウントしつつ、ゆっくり下腹部と肛門を絞り、さらに吐ききるまで息を吐いていく

POINT
苦しくなると交感神経優位になる。20秒吐けない人は、少しずつ時間を延ばしていこう

4 2と3を20〜30回、できるペースで行う

1. 真っ暗な部屋で眠る

寝室を真っ暗にできないとしたら、それは睡眠中に体の修復が進まなくなる要因の一つです。私たちの体は、明るくなると覚醒し暗くなると眠くなるようにできています。「ぐっすり眠れているから大丈夫」と思っていても、少し明るいだけで睡眠の質は低下のおそれが。せっかく確保した睡眠時間なのに、脳や体が休めないとしたら非常にもったいない話です。豆電球まで消すべきなのは、まぶたを閉じていても目はかすかな光を感知するからです。免疫機能アップに欠かせないメラトニンは、少しの光にも敏感に反応して分泌が低下するので、就寝時は部屋を真っ暗にするのがベストなのです。

さらに質の高い睡眠を望むなら、ふとんに入る数時間前から徐々に照明を落としていくのも効果的です。夕食後はやさしいオレンジ系の照明に切り替え、1時間前には間接照明にするなどの工夫で、徐々に照度を落とすようにすると睡眠ホルモンの力を充分に活かせます。

2. 午後10時以降は携帯電話を遠ざける

ふとんに入ってもスマートフォンを手放せず、眠る直前までメールやＳＮＳをチェックするのが日課という方も多いのではないでしょうか。これも免疫機能を低下させる習慣です。

まず、細かい文字を読んだり写真を見たりする行為は、脳を刺激し活動状態にするため交感神経が高ぶります。さらにスマートフォンやパソコンなどの液晶ディスプレイから出るブルーライトは波長が短い（＝エネルギーが高い）刺激の強い光です。寝る前に脳を刺激すると、睡眠ホルモンであるメラトニンの分泌が抑制されて眠りが浅くなることがわかっています。これは、刺激によって体が活動モードに戻ってしまうからです。また、電磁波にもメラトニンを壊す作用があります。

眠っているあいだにウイルスをしっかり倒すことを優先するなら、遅くとも夜10時以降はスマートフォンやパソコンの操作をやめて神経の高ぶりを抑え、加齢とともに減ってしまうメラトニンを少しでも多く確保するのが得策です。

3．熱くない湯加減の湯船に浸かる

体が温まり血流もよくなる入浴は、ウイルスから体を守る力を高める非常に強い味方です。もしシャワーだけですませているなら、充分な血流アップ効果が得られないばかりか交感神経優位になり、免疫機能を下げてしまうおそれもあります。夜は、寝る1時間前までに湯船に浸かるようにしましょう。全身がしっかり温まることで締まっていた毛細血管も広がり、末梢の毛細血管の血流が上がります。寝る直前ではなく1時間前にすることで、体のほてりが冷めるとともに深部体温が下がる時間が確保され、より質のよい眠りがもたらされるのです。

また、気泡を大量に発生させるジェットバスと炭酸系の入浴剤を組み合わせると、ごく微細な泡がはじけるときに発生する超音波の力で高いマッサージ効果と温熱効果が得られます。これによって血管壁を広げる一酸化窒素（ＮＯ）が血管の内皮細胞から適量分泌され、全身の毛細血管がしなやかにゆるんで血流がよくなり、免疫機能アップにつながります。

4. 夜の歯磨きを後まわしにしない

歯磨きは寝る直前という方は多いかもしれませんが、じつはそのタイミングの歯磨きはメラトニンの分泌を減少させることがわかっています。口は脳と近い位置にあるため、歯磨きによる刺激で脳が覚醒してしまうのです。

体の修復を進める深い眠りに欠かせないメラトニンは、加齢によって分泌量が減少するため、できるだけ減らさないように心がけましょう。歯磨きは就寝の30分前までにすませておくのが理想です。

寝る直前に磨くよりももっと危険なのが、歯を磨かないこと。食べかすが口に残ったままにしておくと歯周病の原因となります。

歯周病が進行すると歯茎から出血し、その傷口から外敵が体内に侵入しかねません。そうして心臓内に張りついた歯周病菌は、感染性心内膜炎や弁膜症などを引き起こすことも確認されています。このような疾患があると免疫機能が下がり、ウイルスから体を守る力も低下してしまうので、気をつけましょう。

5．起床時間は毎日同じに設定する

睡眠時間が短い人は、ウイルスを倒すリンパ球が戦う時間も、ホルモンの指令で体を修復する時間も短くなるため、免疫機能が弱っていきます。

ウイルスへの抵抗力を高めるのに必要な睡眠時間は7時間。個人差はあるものの、これを下回る日々が続くと体のいたるところのダメージが回復できず、心臓病の発症率や死亡率が上がる傾向にあることもわかっています。

睡眠不足が3日以上続くとリカバリーが難しくなります。やむをえない事情がある場合も最低4時間半は睡眠にあて、翌日以降は早めに就寝するなど工夫しましょう。昼食後に15～30分程度、昼寝をするのもおすすめです。

注意してほしいのは、起床時間は遅くすべきでないということ。起きるのが遅くなると、その日の夜の就寝はまた遅くなるという悪循環に陥ります。体内時計や体内時計に連動する自律神経が乱れる原因となるので、起床時間はできるだけ変えないようにしてください。睡眠不足のときは早めに寝て、いつもどおりの時間に起きることで睡眠時間を延ばしましょう。

6．夜のアルコールやカフェインを控える

お酒を飲むと寝つきがよくなるから……とおっしゃる人がいますが、これは決して免疫機能にプラスになる習慣ではありません。

たしかにお酒を飲むと、はじめは眠気をもよおします。ただ、お酒を飲んだあとの睡眠中の脳波を測定すると気絶したような状態を示すため、睡眠中に本来行われるはずの体の修復も滞っています。しかも、アルコールを分解するために肝臓がはたらかされるため、肝臓が睡眠中に果たすべきほかの役割がおざなりに。つまり眠ってはいても体の修復は進まず、ウイルスから体を守る機能は低下してしまうことになります。

カフェイン入りの飲み物にも注意が必要です。コーヒーや紅茶などに含まれるカフェインには覚醒作用があり、寝つきが悪くなったり眠りが浅くなったりするので避けたほうが無難です。その作用は通常3~4時間続きますが、人によっては10時間以上も影響する場合も。寝る前に何か飲むなら、ノンカフェインのハーブティーやホットミルク、アルカリ性の軟水がおすすめです。

を守る力の
ベースを高める

ウイルスから体

chapter 5

いかに体内環境を整えるかが免疫機能向上のカギを握る

――毛細血管、細胞呼吸、腸をケアしよう

ウイルス感染や発症の不安をいち早く遠ざける方策として、呼吸法と睡眠の工夫をご紹介しました。どちらも即効性があり生活にも取り入れやすいですし、この2つを習慣化しただけでも免疫機能が回復することは実証済みです。ただ感染・重症化リスクが気になる方、特に高齢の方や基礎疾患を抱える方、肥満の方は不安が尽きないかもしれません。ここからは、体調管理の成否で人生が大きく左右されるトップアスリートや経営者などがこぞって取り入れる、免疫機能のベースを確実に底上げする方法を体系立ててご説明していきます。

世の中には多くの「免疫機能を高める」と銘打った情報があふれていますが、

なぜそれをすべきかの核心を示したものには、なかなか巡り合えません。それを踏まえ、医学的に検証された事実に基づく情報をお伝えしていきます。

免疫機能を底上げするうえで重要なのは、いかに免疫細胞が活発に活動できる環境を体内につくるかです。必要なのは、免疫細胞を全身にくまなく届けるための経路を保ち、免疫の要となるリンパ球を適切に増やして活性化させること。

そのために有効なのが、以下の3つです。

・毛細血管を強くする
・「細胞呼吸」を促す
・腸を健康に保つ

まず、毛細血管という体内のインフラが整っていると免疫細胞を含む全身の細胞に酸素や栄養素がスムーズに届けられます。それらを使って、私たちの体を維持し動かすためのエネルギーをつくる「細胞呼吸」が行われると免疫機能は底上げされるのです。

そして腸は、口という外界とつながっているため、食物にまぎれ込んだウイルスをはじめとした外敵を倒すために大量の免疫細胞が存在する器官です。しかも栄養素を取り込むのは小腸の毛細血管なので、腸は細胞呼吸に必要な材料となる栄養素を吸収する場でもあります。

もう少し、くわしくご説明していきましょう。

毛細血管を強くするには3つのステップが必要

毛細血管は、何歳からでも傷ついたりゴースト血管化したりした状態から回復できるだけでなく、健康的に増やせることもわかっています。

それを実現するのが

1. 毛細血管をゆるめる
2. その時間を長くする
3. 血流をアップさせる

の3ステップです。**この「毛細血管強化メソッド」で生活習慣を改善すると、傷つきもろくなった毛細血管の修復が進んで免疫機能が高まります。**新型コロナウイルスは傷ついた血管内皮に取りつくため、このメソッドは毛細血管が劣化しがちな高齢者や基礎疾患のある方の感染・重症化予防に、特に有効です。

まずステップ1では、腹式呼吸が最も手軽な対策です。腹式呼吸で副交感神経のはたらきを適宜上げると、締まっていた全身の毛細血管がゆるみます。腹式呼吸に慣れたら、根来式免疫機能アップ呼吸法（P128参照）を定期的に行いましょう。くずれていた日中の交感神経と副交感神経のバランスが整って、疲労状態に陥っていた自律神経が回復し始めます。

ほかには、硬く縮んだ筋肉を伸ばすストレッチにも、副交感神経のはたらきを高めて毛細血管をゆるめる効果が。筋肉が硬くなるのは、筋肉が縮み緊張しているからです。**痛みの出ない範囲で1部位30秒程度、じっくりストレッチをすると筋肉の緊張が解けて副交感神経のはたらきが高まります。**

呼吸法とストレッチ以外にも、**ぬるめの湯に20分ほど浸かる入浴や、いま現在のこと、たとえば呼吸に集中することで脳の活動を抑えストレスを軽減するマインドフルネス（P137参照）にも同様の効果が認められているの**で、実践しやすいものから取り入れてみてください。

ステップ2については、最も効率よく効果を得られるのは睡眠中です。すでに申し上げたように、24時間しかない1日の中で体のメンテナンスに適した副交感神経優位の状態を最も長く継続できるのは睡眠中だけ。自律神経のバランスや睡眠環境を整えて眠れば、全身の毛細血管がゆるむ時間を継続的に長く確保できます。すると各細胞に酸素や栄養素、ホルモンが届き、日中は滞っていた毛細血管の修復・再生が進むようになるのです。当然、免疫細胞も全身くまなく届くようになって免疫機能も改善されます。

運動習慣がなくても毛細血管は増やせる

ステップ3を簡単に実現する方法が、運動と入浴です。毎日少しずつでも運動を続け適切なかたちで入浴すれば、全身の血流は確実に改善します。酸素や栄養素、ホルモンを湛(たた)えた血液が全身くまなく巡ると、毛細血管の状態が改善されやすい環境が整いますし、継続できれば加齢に伴う毛細血管の減少を抑え、さらには健康的に増やすことだって可能です。

とはいえ運動習慣のない方が運動の時間をきっちり確保するのは、少々ハードルが高いかもしれません。厚生労働省の調べでは、1回30分以上の運動を週2回以上1年間継続できているのは3割前後とされています。では、もっと短時間でキツい運動をこなせばいいかと言うと、やり方次第では体に害になるおそれがあります。実際、1分間の心拍数が150を超える高強度の運動をすると、ストレスホルモンと呼ばれるコルチゾールの分泌が高まり、免疫機能が抑制されることがわかっています。これらを踏まえて考案したのが、生活に取り入れやすく効果が上がりやすい、以下のメニューです。

根来式　筋トレ＋ウォーキング

無酸素運動と有酸素運動を組み合わせることで、短時間で血流アップ効果と成長ホルモンの分泌量を増やす効果が得られます。この組み合わせは毛細血管を増やすのにも、とても有効です。無酸素運動は、自宅でも実践できるものとしてよく知られている筋トレを例示しました。なかでも、ゆっくり行う自重筋トレは筋肉や腱を傷めにくいですし、血流が適度に制限されることで成長ホルモンの分泌が増します。できる範囲で、ゆっくり行いましょう。

無酸素運動と組み合わせる有酸素運動にはウォーキングを紹介しましたが、

20分ほど続けられる息がきれない程度の有酸素運動なら何でも結構です。

1．無酸素運動（5分程度）

・腕立て伏せ（ゆっくり10回を3〜5セット）
・腹筋・背筋（ゆっくり10回を3セットずつ）
・スクワット（ゆっくり20回を3〜5セット）

を目安に、この3つを日替わりで行いましょう。

女性は上半身の筋力が低い傾向にあり、腕立て伏せが苦手という方も多いと思います。その場合は、ひざをつく、あるいは壁に手をつくなどして5分程度続けられる負荷で行ってください。腹筋は、ひざを曲げて背すじを丸めるようにして体を起こすと腰への負担を軽減できます。背筋は、腰を反らせるのではなく背中を反らせるようにするのがポイントです。

スクワットは、ひざとつま先の向きを揃え、お尻を引くように行うとひざを傷めにくくなります。

2. 有酸素運動（20分程度）

・ウォーキング（無理のない範囲で早めのペースを取り入れる）

夏は熱中症にならないように気温の高すぎる時間帯を避け、冬は体が冷えすぎない服装を選んでください。水分補給も忘れずに。これに加えて日中はこまめに歩くようにし、トータルで平均1日8000歩から10000歩を継続すると、年齢や既往歴を問わず全身の毛細血管の状態が改善することがわかっています。

じつは運動は夕方に行うのがベストだった

もし時間に都合がつくなら、日中優位だった交感神経のはたらきが少し収まり、副交感神経のはたらきが高まり始める夕方から夜（午後5時〜午後7時）に運動をするといいでしょう。適度にリラックスできている時間帯ということもあり、筋肉の柔軟性が高まっているため体がよく動きます。そのぶん動きが自然に大きくなり、効率的に全身の血流を上げられるため心肺機能まで高まるのです。夕方の運動は、成長ホルモンを分泌させるタイミングとしても最適です。成長ホルモンのはたらきは5〜6時間続くため、**夕食後の午後8時くらいまでに筋トレをしておくと、メラトニンの分泌が増える寝入りばなに成長ホルモンがより多くなるという相乗効果が得られる**からです。

とはいえ、あまり激しい運動をすると心身への刺激が強すぎて交感神経優位になってしまうので、適度にとどめましょう。また睡眠前には「根来式睡眠の質を高める呼吸法（P180参照）」を長めに行い、副交感神経のはたらきを高めることを忘れずに。

寝つきが悪い方は、お昼前後に運動をしましょう。この時間帯であれば夜には自律神経のバランスが整い、寝つきがよくなることがわかっています。床についても30分以上眠れないときはお試しください。

血流アップ効果の期待できる対策としては、ほかに食事の工夫があります。

本編ではあまり触れてこなかったので、いくつか、ご紹介しましょう。

摂るだけで毛細血管が若返る3つの食材とは

じつは摂るだけで全身の毛細血管が強化される食材があります。それが

・シナモン（1日0・6グラム程度）
・ルイボスティー（1日1、2杯程度）
・ヒハツ（1日1グラム程度）

の3つです。

これらは、いずれも毛細血管の内皮細胞にあるTie2という受容体を活性化させることがわかっています。**Tie2が活性化することで、周皮細胞**

と内皮細胞だけでなく内皮細胞どうしの接着まで強くなり血流も上がるため、ゴースト化した血管が復活する方向にはたらくのです。

シナモンの桂皮アルデヒドは直接的にＴｉｅ２を活性化させ、豊富に含まれるカリウムはむくみや高血圧の予防に役立ちます。ルイボスティーはＴｉｅ２を活性化させるほか、ミネラルが豊富でカフェインを含まない健康飲料です。新陳代謝を活発にすることで血流をアップします。ヒハツは胡椒に似た香辛料で、Ｔｉｅ２のはたらきを活性化し、末梢の毛細血管の血流量を上げる効果が期待できます。どれも一度にたくさん摂ればいいものではないので、先に記した適量の摂取をおすすめします。

ほかには血流アップ効果でおなじみの、玉ねぎやしょうがを積極的に摂るのも有効です。玉ねぎに含まれる硫化アリルには血流をアップし動脈硬化を予防する効果が、しょうがに含まれるショウガオールには深部体温を上げる効果があります。

細胞呼吸次第で人は病に強くも弱くもなる

――血液やリンパ液の流れをよくし体内をよどませない

何度かお話ししたように「細胞呼吸」とは、細胞内にあるミトコンドリアで酸素と栄養素を使ってエネルギーをつくり出す、我々が生きていくうえで必要不可欠のプロセスです。ただ加齢とともに、その力は低下します。

細胞呼吸の機能低下には細胞自体の老化も関係していますが、じつは強く影響するのは「内部環境」の汚染です。

内部環境とは、簡単に言うと「全身の細胞の生活環境」。成人の体の約6割は体液（＝水）でできており、細胞のほとんどは皮膚で覆われた体内の海（内部環境）で暮らしています。体液がきれいでよどみなく流れていたら内部環境がいい、老廃物で汚れた体液が滞っていたら悪い、と考えてください。これは私の所属するソルボンヌ大学医学部の大先輩、クロード・ベルナールが19世紀に名づけた概念で、いまも生理学の教科書の冒頭に記載されています。

内部環境をクリーンに保つのは、ウイルスから体を守るベースを形成する要素です。この内部環境を改善する前提条件が、毛細血管の血流をよくして毛細血管を健全に保つこと。そしてリンパの流れをよくし酸素や栄養素を細胞に送り込んで、細胞呼吸をスムーズにすることが必要です。

毛細血管の項で紹介した毛細血管強化メソッドは、細胞呼吸に必要な酸素や栄養素を届けるルート確保と環境整備にも非常に有効なだけでなく、毛細血管のまわりにあるリンパ管のリンパ液の流れまで改善します。つまり、内部環境の改善にも大きな役割を果たすメソッドなのです。

リンパ管は、毛細血管では回収しきれなかった老廃物をゆっくりと回収してくれるルートです。毛細血管に比べ回収量は少ないのですが、リンパ管内のリンパ液の巡りをよくすると内部環境がさらに改善されます。そうすると細胞呼吸の質が高まり、むくみや冷えをも遠ざけられるのです。

さらに、リンパ液は体内に約600個あるリンパ節に流れ着きますが、このリンパ節は網目状で、たくさんの免疫細胞が待機しています。ウイルスや細菌などの病原体が体内に入ると、リンパ節から免疫細胞が駆けつけて戦いに参加するため「リンパ液の流れがよくなると免疫機能がはたらきやすい」という因果関係も理解しやすいのではないでしょうか。

細胞呼吸の質が低下すると活性酸素が増える？

細胞呼吸に必要な酸素は口から入って肺に届き、肺胞に張り巡らされた毛細血管から取り込まれます。それゆえchapter3で紹介した横隔膜を使って肺を大きく使う「根来式免疫機能をアップする呼吸法」の習慣化は、とても有効です。呼吸が深くなるだけでなく、副交感神経のはたらきが上がることで毛細血管への血流も増え、全身の細胞に酸素を届けやすくなるからです。

栄養素については、食事を摂ることで体内に入って胃腸で消化され、腸に張り巡らされた毛細血管から吸収されます。栄養素の吸収を担う小腸は毛細血管が張り巡らされた臓器なので、毛細血管の強化も呼吸法も、腸の健康を保つことも、すべてが細胞呼吸を促すことにつながります。そして、それは同時に免疫細胞も含む全身の細胞でのエネルギー産生を高める効果が。毛細血管という通路を健全化することは、免疫機能の向上に直結するわけです。

細胞呼吸を行うと、活性酸素という副産物が一定量産生されます。そして毛細血管が劣化し細胞呼吸の効率が落ちても、活性酸素の産生量は増えてしまいます。活性酸素が増えすぎると遺伝子や毛細血管を傷つけてしまうことは申し上げたとおりですが、これを防ぐには活性酸素を除去する効果のある抗酸化物質を、いかに多く体内に巡らせておくかが重要です。

数ある抗酸化物質のなかでも最強の効果を誇るのが、メラトニンです。このメラトニンを効果的に分泌させる方法や、メラトニンを破壊されないようにする習慣などについてはｃｈａｐｔｅｒ４で紹介したので、ここでは食事から摂れる抗酸化物質を少し紹介しましょう。

抗酸化物質を摂りやすいのは緑黄色野菜

食品に含まれる抗酸化力を発揮する物質と言えば、よく知られているのはビタミンA、C、Eです。

皮膚や粘膜の健康を維持するうえで役立つビタミンＡはレバーなどに多く

含まれていますが、毎日の食生活で摂りやすいのはベータカロテンを含むにんじんやほうれん草などの緑黄色野菜かもしれません。ベータカロテンはビタミンAの前駆体と呼ばれ、私たちの体の中でビタミンAに変換されます。毎日、少量ずつでも摂るよう心がけましょう。

皮膚や腱などをつくるコラーゲンの生成にも欠かせないビタミンCは、ブロッコリーやピーマン、キウイフルーツなど、さまざまな野菜や果物に含まれています。これらを積極的に食べるよう意識すれば、摂取量を増やせます。

この2つに加え、ナッツ類に多く含まれるビタミンE、そして牡蠣（かき）やチーズなどに含まれる亜鉛なども積極的に摂るよう心がけましょう。

また、**鮭やえびに含まれる赤い色素、アスタキサンチンにも抗酸化作用があることがわかっています**。

ほかにも、きのこ類に多く含まれるビタミンDは免疫機能の向上に役立つと言われており、たしかに効果は確認されています。ただ新型コロナウイルスに有効かどうかは、まだ確定していません。ビタミンDは日光を数十分浴びれば体内で生成されるものでもあるので、外出の習慣化がおすすめです。

食品から得られる免疫機能向上効果は、一朝一夕に効果を実感できるものではありませんが、あなたの体はあなたが食べたものでできています。また食品は、消化されると毛細血管を介して体内に吸収され、全身を巡るあいだにも抗酸化などの効果を発揮するものです。体に悪いと思われるものを避け、体にいいものをバランスよく摂り続ければ、かならず体にポジティブな変化をもたらします。そして、それは免疫機能の底上げにもつながるのです。

腸の健康を保つことが、なぜ重要なのか

腸には、毛細血管が張り巡らされているため、細胞呼吸に必要不可欠な栄養

素を取り入れる窓口となる臓器ですし、細胞呼吸を促すことではたらきが活発になるので、ここまで紹介した対策の継続が好影響を及ぼします。さらに腸内細菌のバランスにまで配慮できれば、腸の免疫機能を強化することも可能です。腸についてはここまであまり触れてこなかったので、その基本についてお話ししていきましょう。

腸は、つねにウイルスや細菌などの病原体と免疫細胞が戦いを繰り広げる最前線です。おもな役割は消化・吸収ですが、空気を吸うとウイルスや細菌を肺に吸い込むことがあるように、食べ物を体に入れれば病原体までいっしょに腸に入るリスクは否定できません。それでも食べないと生命を維持できないため、**日々病原体にさらされるのが腸の宿命です**。だから腸は、免疫細胞が集結する砦となっているのです。

腸管には全身の約70％もの免疫細胞が集中していて、免疫機能を担っています。

小腸の全長は7〜8メートル。さらに、その内部の壁は絨毛という小さな突起で覆われ、伸ばすと表面積は200平方メートルもの広さになるようです。この突起一つひとつに毛細血管やリンパ管がくまなく張り巡らされ、広い表面積を最大限に活用して効率的に栄養を吸収しています。免疫細胞が集まっているのも、この突起にあるひだの中です。

免疫細胞が集まるリンパ節は体の各所にありますが、腸のひだの中にあるリンパ組織は特殊で、入り込んだ異物が体に有害か無害かを免疫細胞たちが学習する場でもあります。これは、ほかのリンパ節にはないしくみです。**腸は、いわば免疫細胞の「訓練所」のようなもの。訓練を受けた免疫細胞が全身に広がって外敵と戦います**。この訓練所は「パイエル板」と呼ばれ、全身のリンパ球の約60%はパイエル板を含んだ腹腔内のリンパ節とその周辺に集まっています。ここで外敵が侵入しても、すぐ戦えるよう準備をしているのです。

このように免疫細胞のはたらきに重要な役割を果たすのが腸なので、腸内環境の乱れは全身の免疫機能の低下につながります。

免疫機能を高めるホルモンも腸内環境次第

さらに腸は、免疫に関わるホルモンの分泌とも深いつながりがあります。

「ハッピーホルモン」とも呼ばれるセロトニンは95%が腸で、残りの5%は脳でつくられるものだからです。ハッピーの呼び名からもわかるように、セロトニンは精神の安定にも欠かせないホルモンです。「笑顔になると免疫力が上がる」と言われますが、実際に笑ったり幸せな気持ちを感じたりするとセロトニンが分泌され、免疫機能が向上することがわかっています。

ただし、腸でつくられるセロトニンのおもな仕事は消化器系の制御です。セロトニンが分泌されると消化が始まって消化酵素が分泌され、腸の蠕動（ぜんどう）運動を促して便を奥へと押し運びます。腸内でつくられたセロトニンは、残念ながら脳内には入れません。

「だったら腸は幸福感と関係ないのでは……」と思われるかもしれませんが、脳のセロトニンを増やすには原料となる必須アミノ酸の一種、トリプトファンが必要です。このトリプトファンは体内ではつくれないため、腸で食事から取り込まなくてはなりません。

ここで活躍するのが腸内細菌です。肉や魚、大豆製品などからたんぱく質を分解・合成してトリプトファンをつくるだけでなく、脳でのセロトニンの合成を助けるビタミン類もつくります。つまり**脳内でセロトニンを増やすには、腸内細菌の助けが欠かせない**というわけです。

悪玉菌を殲滅すると病気になる？

免疫細胞の活動やセロトニンの合成を促すには、良好な腸内環境が必須。それを左右するのが腸内細菌です。「腸内フローラ」という言葉を耳にしたことはあると思いますが、私たちの大腸には約100兆もの腸内細菌が存在すると言われています。種類ごとに腸壁にびっしりと張りついている姿がお花畑(フローラ)のように見えることから、こう呼ばれるようになりました。

腸内フローラを形成する腸内細菌は「善玉菌」「悪玉菌」「日和見菌」の3つに分類され、理想的な比率は2:1:7と考えられています。

善玉菌は人体によい影響を与える細菌で、消化・吸収を助けたり、悪玉菌の増殖を防いだりします。反対に悪玉菌は人体に悪い影響を与えることの多い細菌で、腸内のものを腐らせたり有害物質をつくったりする細菌です。日和見菌は善玉でも悪玉でもないその他大勢で、そのときどきで善玉の味方をしたり悪玉の味方をしたりします。これら3つのバランスがくずれると全身に影響が及ぶのです。

食べすぎや過剰なストレス、睡眠不足などが続くと善玉菌が減って悪玉菌が優勢になり、日和見菌が一気に悪玉菌の味方についていて腸内環境が悪化します。するると腸内にある毛細血管からの栄養の吸収も滞り、全身の細胞に充分な栄養が行き届かなくなります。その結果、便秘や下痢などのお腹のトラブルはもちろん、細胞呼吸の低下、免疫機能の低下とともに頭痛、肩こり、肌トラブルなど全身の症状を招いてしまうのです。

最新の研究では、アレルギー症状や大腸がん、うつ病などにも腸内環境が影響していることがわかってきました。

「だったら悪玉菌を全滅させないと」

などと思われがちですが、どんなに食事に気をつけたとしても悪玉菌をゼロにはできません。逆に悪玉菌が極端に少なくなると腸内細菌の生態系がくずれて、かえって問題が生じます。悪玉菌には、食物繊維を分解したり有害菌を排除したりといったプラスのはたらきもあるからです。体にいいはずの善玉菌も、増えすぎると腸内フローラは荒れます。自律神経も偏りすぎは害になりましたが、腸内環境も善玉菌が「優勢」になるようキープするのが最適なのです。

腸内フローラを健全に保つために重要なことは、穀類、野菜類、果物類、豆類などから食物繊維を充分に摂ることです。これらは腸内細菌のエサとなり、腸内フローラを健全に保ちます。また、発酵食品やオリゴ糖を摂ることも腸内フローラを健全にします。そしてストレスを溜めず楽しく過ごし、バランスのよい食事を摂って適度な運動をすること、適切な睡眠を取ることで腸内フローラのバランスは整います。このような生活習慣の改善は、どれも免疫機能アップに重要です。

腸と脳には互いに支え合う関係がある

腸の蠕動運動をコントロールしている腸管神経は、自律神経と連動しています。自律神経が指令を出して、交感神経が優位なときには休息モードに、副交感神経が優位なときには活動モードになります。ところが現代人の自律神経バランスは交感神経優位に傾きがちなので、腸の蠕動運動は低下しがちに。すると腸の毛細血管への血流が減り、腸のはたらきも低下します。こうして消化が停滞し、悪玉菌を抑える消化液の分泌まで滞ってしまうのです。

「緊張するとお腹がゆるくなる」

「忙しいと便秘がちになる」

こうした経験があるとしたら、ストレスによって自律神経が乱れた結果、腸に影響が出ていた証拠です。

自律神経をつかさどる脳と腸との密接な関係は、最近ようやく広く一般に注目されるようになってきました。腸は脳に次いで神経細胞が多い組織で、それらが独立したネットワークを築いていることから「第2の脳」とも呼ばれます。**腸は、すべてを脳にコントロールされるのではなく自ら判断を下す機能を持っている**のです。

そのため、ストレスや疲れが脳から腸に伝わって腸内環境を乱すだけでなく、腸内環境の乱れが脳に伝わって自律神経を乱すこともあります。

この、互いに影響を与え合う脳と腸の関係は「脳腸相関」と呼ばれるものです。

腸の健康は、自律神経を整えてウイルスから体を守る力を高めるためにも欠かせません。

腸の不快症状は腸内環境悪化のシグナル

「お腹が張って苦しい」「ガスが増えて、においが臭くなった」「便秘や下痢を繰り返す」

こんな自覚症状があるとしたら、それは腸内環境悪化のサインです。

腸内細菌のバランスが善玉菌優位に保たれていれば、便はバナナ形でやや黄色っぽい茶色になり、するりと出るはず。いきんでもなかなか排泄できず、コロコロとした硬い便になるときは自律神経の乱れとともに悪玉菌が増えて排便機能が落ちた状態です。また、お腹が張ったりおならが増えたりするのも、悪玉菌が増えているから。悪玉菌がつくり出すガスが腸内に溜まって内容物の腐敗が進むため、においも強くなるのです。一方、下痢は腸内で水分が充分に吸収できていない状態で、ストレスや緊張などで自律神経が乱れて腸のはたらきにも影響が出ているおそれがあります。

これらの症状に心当たりがあるとしたら、腸内環境の悪化とともに自律神経が乱れ免疫機能のベースが弱っているかもしれません。できるだけ早く腸内環境を立て直すべきです。

ほかに、症状はなくても腸内環境が乱れていることもあります。腸内環境は食習慣や食事の内容によってかたちづくられるので、普段どんな食事をしているかをチェックすれば、ある程度危険度がわかります。

・朝食は摂らない

・食事の時間が不規則
・間食にスナック菓子や甘いものを食べる
・肉が多く野菜は不足しがち
・食べるのが早い
・寝る直前に食事する

これらの項目に当てはまるものがあれば、自覚症状がなくても悪玉菌が増えているおそれがあります。食事を見直しましょう。

「腸内環境の改善＝腸内細菌の生態系の改善」ですから、残念ながら一朝一夕にはよくなりません。日々の積み重ねが大切です。逆に、日々のちょっとした心がけを継続すれば改善可能です。

ポイントとなるのは

1. 食事のタイミング

2．食事の内容
3．食事の量

の3つです。くわしく見ていきましょう。

免疫機能を高めるなら朝食は起きて1時間以内

「食べる」という行為には、体に必要な栄養素を摂取する役割以外に、体内時計をリセットしたりホルモン分泌のスイッチを入れたりする効果もあります。

さきほど**腸と自律神経は連動し互いに影響し合うとご説明しましたが、同じように食事のタイミングと体内時計やホルモンの分泌も相互に関係し合っているのです**。「朝は忙しいから何も食べない」という人は要注意。朝食は体内時計を整えるために有効で、朝日を浴びて1時間以内に摂ることで体内時計が整います。毎朝決まった時間に摂れれば、全身の各細胞にある時計遺伝子が正しくはたらくようになり、規則正しくお腹が空くようにもなります。忙しい朝でも手でむくだけで食べられるバナナくらいは口に入れる習慣をつけましょう。

朝食だけでなく、昼食や夕食もできるだけ決まったタイミングで摂るのが理想です。体内時計に従う自律神経のリズムが安定し、自律神経と連動する腸も調子がよくなって好循環が起こります。

夕食は就寝の4時間前までにすませるのが理想です。これは食べてから消化するのに3〜4時間かかるから。胃に食べ物が残ったまま寝ると体の修復をすべき時間に胃腸をはたらかせることになり、自律神経のバランスがくずれてしまいます。

しかも睡眠という、免疫機能が高まり全身の再生を行う大切な時間帯に、細胞呼吸に必要な栄養素の配達が遅れます。

だから寝る直前に食べるのは論外なのです。

午後10時以降には、体内時計に従って炭水化物を脂肪に変えるBMAL1（ビーマルワン）という物質が体内に増えるため、この時間帯に食べると脂肪がつきやすくなるというデメリットもあります。

脂肪が増えると体型が変わるだけでなく、血液がドロドロになって免疫細胞の通り道である毛細血管の劣化を促します。それが免疫機能の低下を呼ぶ要因になってしまうのです。

3食きちんと摂るようにしたら、間食を控えることも大切です。

細胞の修復や新陳代謝を促して免疫機能を高めてくれる成長ホルモンは、空腹時に分泌されるからです。**食事と食事のあいだが5〜6時間空くようにすれば、最も効率的に成長ホルモンが分泌されます。**

さらに免疫細胞であるマクロファージは空腹時に活発にはたらくので、その意味でも間食は避けたほうが無難です。

腹七分目で長寿遺伝子をオンにしよう

食べすぎは肥満につながるだけでなく、脂肪細胞から「悪玉アディポサイトカイン」という物質が分泌されるため、腸内環境が乱れてしまいます。逆に、腹七分目くらいに食事を抑えることで「長寿遺伝子」がオンになるという研究結果があります。

長寿遺伝子とは、その名のとおり寿命を延ばす遺伝子で、細胞の老化の原因となる活性酸素を除去したり免疫細胞を正常化したりする酵素をつくり出してくれるほか、細胞の寿命を決める「テロメア」を保護するたんぱく質を分泌してくれます。

この長寿遺伝子は普段はオフになっているのですが、カロリー制限（カロリーリストリクション）によってオンになります。

ただ摂取カロリーを減らしさえすればよいのではなく、五大栄養素の栄養バランスは保ったまま1回の食事量を必要摂取カロリーの70～80％に減らすことが大切です。ストレスなどで食べすぎが続いてしまったときは、その後の食事を腹七～八分目にセーブし、食事量を普段の7～8割に調整することで長寿遺伝子をオンにすれば体調を整えられます。

実践

マインドフルネス瞑想呼吸

STAND BY

仰向けになり、手足を伸ばして目は軽く閉じる

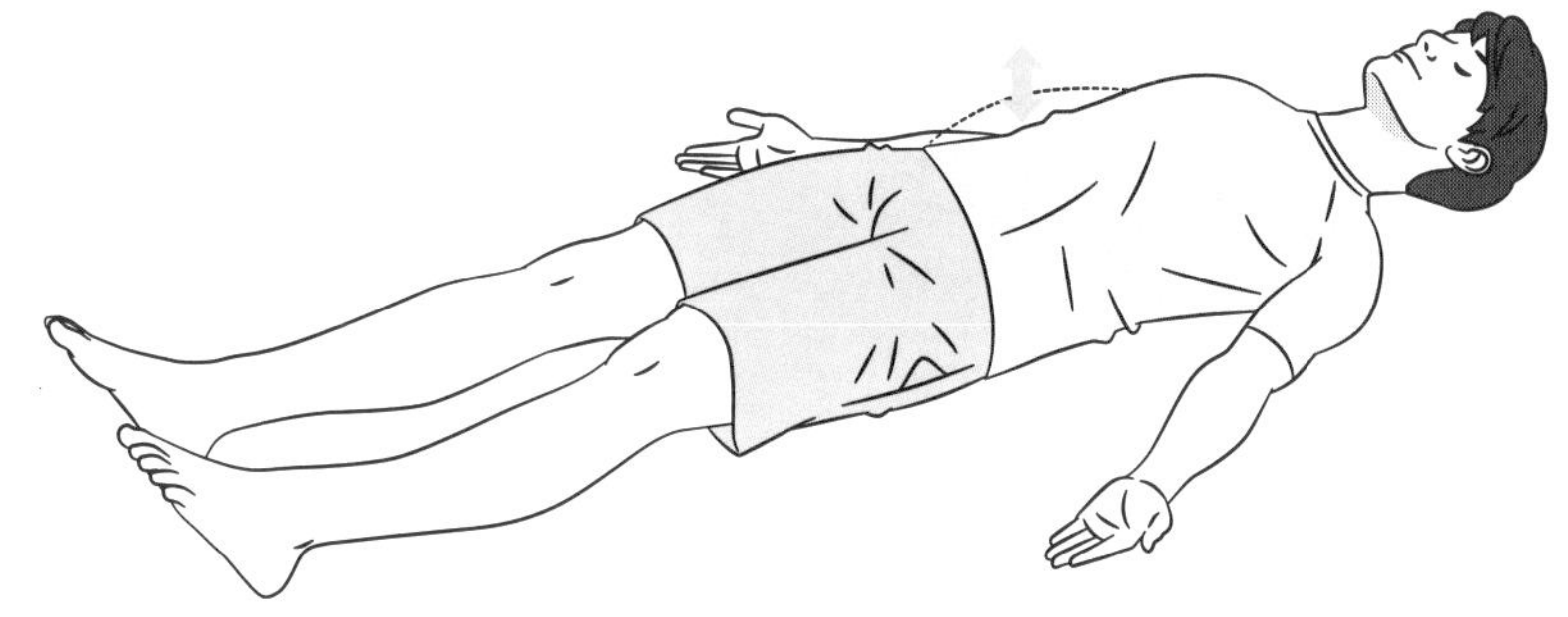

1 リラックスして呼吸をし、息を吸うときはお腹がふくらむのを感じ、吐くときは縮むのを感じる

2 何か別のことを考えていたら「考えごとをしている」ことを認識し、呼吸に意識を戻す。5分程度できるのを目標にしよう

1. 噛む回数を少し増やす

よく噛まずに食べると、消化や吸収に時間もエネルギーも余計にかかるため腸への負担が増します。それが結果的に腸内フローラを乱してしまうのです。

食べすぎ防止の点からも、よく噛むことは大切です。時間をかけてよく噛むと、レプチンやヒスタミンが増えて満腹中枢が刺激されます。そうすると満腹感が得られ、エネルギーを消費するモードへと体を切り替えられるのです。さらに、よく噛むことによって幸福感や安心感を呼ぶセロトニンの分泌量も増加します。また、気持ちがリラックスするためストレス対策になるほか、自律神経を整えることにもつながります。

早食いのクセがある人は、やわらかいものばかり食べず、噛みごたえのある食材も選ぶとゆっくり食べられるようになります。ビタミンや食物繊維も豊富な、にんじんやごぼうなどの根菜は特におすすめです。大きめに切ったり薄味にしたりする調理の工夫も、早食い防止に効果を発揮します。

2. カラフルな野菜を選ぶ

ファイトケミカルとは野菜や果物など自然の食材に多く含まれる成分で、植物が害虫や紫外線から身を守るためにつくり出す化学物質のことです。強い抗酸化力で、フリーラジカルによる細胞の酸化を防いでくれ、毛細血管の劣化防止にも役立ちます。

ファイトケミカルが豊富な食材と言えば野菜です。サプリメントもありますが、ビタミンや食物繊維と摂取することで本来の力を発揮するため野菜を食べたほうが効率よく体内に取り込めます。

ファイトケミカルは機能性成分の総称で、たとえばトマトに多いリコピンやにんじんの色素であるベータカロテンも、その一つ。ベータカロテンはカラフルな野菜に多く含まれています。

それぞれの野菜にファイトケミカル以外にも多様な栄養素が含まれるため、単一のものばかり食べ続けるより複数の種類を食べたほうが効果的です。特に栄養素が豊富でおいしく食べられる、旬の野菜を取り入れるのが理想です。

3．遅い時刻の夜食を避ける

夜食は太りやすいだけでなく、免疫機能も低下させてしまう悪い習慣です。日中と違い、夜はすい臓の活動が低下するため糖の代謝が落ちています。そのうえ摂りすぎたエネルギーが脂肪として蓄積されやすい時間帯でもあるため、遅い時間に食べると血液は糖や脂質でドロドロに。結果的に、免疫細胞の通り道である毛細血管を傷つけてしまいます。

また、寝る直前に食べると消化を担う胃や腸に血流が奪われるため、自律神経や睡眠中のホルモン分泌が乱れて睡眠が浅くなり、全身の細胞のメンテナンスがおろそかになってしまいます。

残業などで、どうしても遅くなるときは、夕方にパンやおにぎりなどの炭水化物を摂り、夜は野菜とたんぱく質を摂るといいでしょう。それだけでも普通に夜食を摂るよりは脂肪としての蓄積は軽減でき、毛細血管のダメージも抑えられます。免疫機能を上げるには、できるだけ規則正しく食べるようにして腸に余計な負担をかけない心がけが必要です。

4. 飲酒はほどほどにする

「酒は百薬の長」と言われますが、やはり飲みすぎはよくありません。

適量であれば、全身の血行をよくしたり胃腸のはたらきを活発化させたりといったメリットも多少はあるかもしれません。しかしアルコールは腸にとっての「刺激物」なので、腸内環境を悪化させます。アメリカ国立衛生研究所の研究結果では「アルコールを摂りすぎると腸内で毒性の強い細菌が増え、腸内フローラが悪化してしまうおそれがある」と報告されています。体内に入ったアルコールは胃や小腸から吸収され、肝臓でアセトアルデヒドという有害物質に分解されてから、酵素の作用で無害な酢酸に分解されます。

アルコールやアセトアルデヒドには、細胞を傷つけたり、がん化させたりする作用があるため、お酒をたくさん飲みすぎて分解が追いつかなければ、免疫機能の低下や病気につながるのです。お好きな方も、ほどほどに楽しむのが賢明です。免疫機能を保つために重要な腸のリンパ液を流すためにも、お酒の飲みすぎによる腸への負担を減らし、便通をよくすることが重要です。

おわりに

さまざまな基礎研究や臨床研究、臨床活動を通じて日々強く感じるのは、人体の構造がいかに精緻で素晴らしいかです。そして、私は日々、どうすればその素晴らしい能力を最大限引き出せるかを考え続け、さらなる研究への展開を進めています。

世界的な新型コロナウイルスの流行は収まらず、当面は新型コロナウイルスと共存するという考え方が主流となるでしょう。感染症は私の主たる研究テーマではありませんが、人体の生理学的な研究を進める過程で、人体に備わる免疫機能という素晴らしいメカニズムについての理解を深め、それを最大限に引き出すためにすべきことが、さまざまな角度からわかってきました。

新型コロナウイルスと共存する生活を強いられる今だからこそ、すべての人が、まずは自分自身の体に備わっている免疫機能を理解し最大限活用することが大切です。それによって、新しい生活様式においても健康で楽しく有意義な時間を手に入れられるはずです。本書では、そのために必要な情報をわかりやすく噛み砕いて、今すぐ生活に取り入れられる形で解説してきました。

本書を読んでくださった方は年齢も生活環境もさまざまだと思いますが、呼吸法や睡眠など、すべての人が実践しやすいことを中心に記したので、今できることから、すぐ生活に取り入れてくだされば幸いです。

本書の考え方のもと免疫機能を高めていくことは体全体の能力を高めることにつながり、さまざまな病気から体を守ることにもなります。これをきっかけに少しでも多くの人がご自身の体のメカニズムに興味を持ち、自分で自分の体を守り、より健康で楽しい生活を送れるようになることを、心より願っております。

2020年9月　根来 秀行